臨床経穴
ポケットガイド
361穴

篠原昭二

著

医歯薬出版株式会社

み合わせて有効であったものを詳しく取り上げた．取り上げた内容はそれほど多いものではないが，ぜひ追試頂き，ご批判，ご叱正頂ければ幸いである．その他，④経穴と深く関連する解剖の特徴や経穴のデルマトームについても一部取り上げた．

なお，経穴部位が異なる経穴があるが，両方の取穴法ですべて検証あるいは確認したわけではなく，新・旧経穴部位によって，治療効果そのものに差が生じる可能性は否定できないことをお断りしておきたい．

一方，経穴の反応は気・血・津液の3つの要素によって縦・横・深さの三次元的に種々の反応が出現する．気の異常は表層，血の異常は深層，津液の異常（湿痰）はその中間に出現することが多いようである．したがって，経穴部位の反応形態自体が気・血・津液の状態を反映しているとも言えよう．

本書は，「経絡経穴学（経絡経穴学Ⅱ）」の講義のために3年前から準備していたものであるが，WHOの標準経穴部位の発刊にともなって全面的に再度内容を吟味して発刊するものである．

全体を通じて，独断のそしりを免れない可能性があるが，日本の伝統鍼灸において，経穴や経絡はなくてはならぬ重要な位置を占めているにもかかわらず，十分な成果や研究書が出されていないのが悲しい現実である．本書が，経穴の面白さ，経絡現象を体感するきっかけの書となれば，望外の幸せである．

2009年5月吉日

篠原昭二

目　　次

序／iii　　凡例／vi

序　章 ·· 1
　1. 経　絡／1　　2. 十二経脈 (霊枢経脈篇第10)／3
　3. 奇経八脈／4　　4. 十二経別 (霊枢経別篇第11)／5
　5. 十二経筋 (霊枢経筋篇第13)／5
　6. 六経皮部 (十二皮部)／6
　7. 絡　脈／6
1. **督　　　脈 (GV)** ·· 7
2. **任　　　脈 (CV)** ·· 27
3. **手太陰肺経 (LU)** ·· 41
4. **手陽明大腸経 (LI)** ·· 51
5. **足陽明胃経 (ST)** ·· 67
6. **足太陰脾経 (SP)** ·· 97
7. **手少陰心経 (HT)** ··· 111
8. **手太陽小腸経 (SI)** ·· 119
9. **足太陽膀胱経 (BL)** ··· 135
10. **足少陰腎経 (KI)** ·· 175
11. **手厥陰心包経 (PC)** ·· 191
12. **手少陽三焦経 (TE)** ·· 199
13. **足少陽胆経 (GB)** ·· 213
14. **足厥陰肝経 (LR)** ·· 237

参考文献／248

索　引／249 (一般索引／249, 経穴索引／255)

凡　例

1．掲載順

> (1) **経穴名**（漢字　よみ：記号）
> (2) **部位**：○（新）●（旧）の取穴法とそのコツ
> 　　□内は取穴法のコツや新旧の部位の違い
> (3) **字義**
> (4) **穴性**
> (5) **解剖**
> (6) 臨床のヒント

2．掲載内容と解説

(1) **部位**：○ WHO日本語公式版に準拠したが，注記については，簡略にまとめるか，不要と思われるものは掲載しなかった．
　●には，従来の取穴法を示した．

(2) □内には，取穴部位の異同があるかどうかを明確にし，違いについては詳しく説明した．また，取穴の方法についても平易に解説した．

(3) **字義**：鍼灸経穴辞典（東洋学術出版），鍼灸医学（南山堂），中国針灸穴位通鑑（青島出版）等を参考にして，筆者の考えを述べた．

(4) **穴性**：鍼灸経穴辞典（東洋学術出版），中医鍼灸経穴集成（江西科学技術出版），臨床兪穴学（人民軍医出版），中国針灸穴位通鑑（青島出版）等を参考にして，筆者の考えにより重要と思われるものを太字にしまとめた．なお，中医学用語はそのまま採用した．

(5) **解剖**：経穴部位と深く関連すると思われる内容のみを採用した．

(6) 臨床のヒント：上記経穴書を参考にするとともに，筆者の，治療応用の経験から使い方について記述した．したがって，一部筆者の経験・考えのみに依存する部分がある．

(7) **図**：経脈ごとに経穴部位を●で，また経穴番号を丸数字①②で表し，経穴名は略した．

序　　　章

1. 経　　　絡

　身体中を，ある秩序に従って気が流れることによって身体機能が維持される．このルートを"経絡"という．気・血の流れるルート"経絡"の発見こそ，中国伝統医学の独自性を際立たせるものである．
① 経絡には気・血が流れており，臓腑（蔵府）と四肢百骸，五官九竅などを連絡し，体内のすべての組織・器官の機能を調節している．したがって，こころや身体に何らかの異常があれば，それは臓腑あるいは経絡の異常によるものである．
② 経絡系統は，経脈（身体を縦に連絡）と絡脈（身体を横にあるいは経脈間を連絡）より構成され，経脈には十二経脈，奇経八脈，十二経別があり，さらに十二経筋，六経（十二）皮部等が含まれている．
③ 絡脈には十五絡脈，孫絡，浮絡などがある．

1）経絡の作用

（1）気・血を運行し，陰陽を調和する

　経絡は全身の至るところに分布して，内外，上下，左右，前後，臓腑間の相対的バランスを保っている．経脈を病むと四肢，筋肉，皮毛，五官九竅を病む（邪気によることが多い）．たとえば，秋になって肺および肺経に異常が生じると手の皮がむけるなど．

（2）防御作用

　衛気が脈外に充実して皮膚（さらに目，耳，鼻，口，二陰）を温め，養い，潤し，汗腺の開閉をコントロールして外邪の侵入を防ぐ．

　臨床的には，虚してくると痛いような，重いような隠痛（押さえるととても気持ちがいい）とともに，腠理が開いて，汗が漏れでたり（発汗），肌がカサつき，荒れてくることが多い．実してくると，膨隆，硬結，緊張，自発痛などのみられることが多い．風邪を引き

(3) 病邪を伝える（侵入ルート）

① 病邪は皮毛から順次経絡系を通じて臓腑まで侵入してくる．

② 病邪は経絡を通じて伝変（侵入）する．

③ 経脈が失調すると臓腑を病む．

『素問』皮部論：「百病之始生也，必先於皮毛，邪中之則腠理開．開則入客於絡脈，留不去伝入於経，留而不去伝入於府」

（あらゆる病が生じるのは，皮毛にはじまり，邪におかされると毛孔が開き（汗が出る），絡脈に入り，さらに経脈から臓腑とおかされる．）

『素問』謬刺論：「邪之客於形也，必先舎於皮毛留而不去入舎於孫脈，留而不去入舎於絡脈，留而不去入舎於経脈，内連五蔵，散於腸胃」

（邪が身体をおかすのは，はじめに皮毛に入り，留まって取り去ることができなければ孫脈に入り，ついで絡脈，経脈にやどり，そして臓腑に連なることになる．）

(4) 病状を反映

『霊枢』邪気蔵府病形篇：「小腸病者，小腹痛，当耳前熱．大腸病者，歯痛，口干，鼻血，目黄．脾病者，食不下，体不能動揺，煩心，黄疸，不能臥」

（小腸を病むと下腹が痛み，耳の前がほてる．大腸を病むと歯痛，口が乾き，鼻出血，目が黄ばむ．脾を病むと，お腹がもたれ体を動かすことができず，心煩，黄疸，横になることができない．）

臓腑の病は経絡を通じて症状が出現する．

(5) 刺激の伝導と臓腑の虚実の調整

臓腑の虚実を調整することによって，臓腑の機能を調整する．

臓腑の異常といえども，経脈・経穴を使うことによって治療することができる．

『霊枢』九鍼十二原篇：「刺之要，気至而有効」

（鍼で重要なことは，気が至れば効果が明らかとなる．）

治療において，「気至る」ことが重要であり，経絡治療では，押

し手で感じられる微妙な変化 (手下感), 刺し手に感じられる微妙な刺鍼抵抗の変化 (鍼妙) を重視して, 気を感得する目安としていることが多い. 中医学では, 得気あるいは鍼響という, 刺鍼部位の皮下に感じられる, 酸 (だるい), 脹 (はれぼったい), 重 (おもい), 麻 (しびれるような), 痛 (いたいような) 感覚が生じたときに, 気を捉えることができたとして, それを目標とすることが多い.

2. 十二経脈 (霊枢経脈篇第10)

1) 経絡走行の規則性

① 手の三陰は胸から手に走り, 手の三陽は手から顔面部に走り, 足の三陽は顔面部から足に走り, 足の三陰は足から胸部に走る. また, 陽経は上部から下部へ, 陰経は下部から上部へと走行する.

② 流注が肺経⇨大腸経⇨胃経⇨脾経⇨心経⇨小腸経⇨膀胱経⇨腎経⇨心包経⇨三焦経⇨胆経⇨肝経⇨肺経へとめぐっている. これは胸部から手 (肺経) ⇨手から顔面部 (大腸経) ⇨顔面部から足 (胃経) ⇨足から胸部 (脾経) ⇨胸部から手 (心経) へと循環している.

2) 経脈の気・血の量

陽明経：多気多血, 少陽経：多気少血, 太陽経：少気多血, 太陰経：多気少血, 厥陰経：少気多血, 少陰経：多気少血.

経脈はそれぞれ気・血の量が異なるとされる. したがって, 多気であれば気を漏らしても良く, 多血であれば刺絡をしてもあまり差支えがない. しかし, 少気, 少血の経脈を瀉したり刺絡するのは注意しなければならない.

3) 標本, 根結

四肢を本, 顔面・体幹部を標として, 症状に応じて対応する部位の取穴を行う. 根と本, 標と結はほぼ同じ意味を表わしている.

単に症状のある局所のみにとらわれず, 経脈の走行をよく注意し

て病態を見ることが重要である．

3. 奇経八脈

　奇は正（正経）に対する考えであると同時に，偶数に対応する概念で，1対になっていないことを指す．また，臓腑との配属（絡属）関係をもっていない．しかし，経脈，経別，絡脈を介して全身の気・血の調節をすることができる．
① 直接に臓腑と連絡しない．
② 督脈，任脈を除いて正経の穴を借りる．
③ 12経の間に錯綜し，正経における脈気のあふれを調整する．交会する経脈を調節する．
④ 性質や作用が類似する経絡を1つに組み合わせて統率，コントロールする．
⑤ 各経には以下の特徴がある．

(1) 任　　脈：『陰脈の海』
　手足の三陰経および陰維脈と交会して全身の陰経を総括する．
　任は「妊（娠）」に通じており，胞中から起こり，妊娠と関係がある．代表穴は列欠穴．

(2) 督　　脈：『陽脈の海』
　手足の陽経および陽維脈と交会して全身の陽経を総督する．
　脳，脊髄，腎と密接な関係がある．代表穴は後渓穴

(3) 衝　　脈：『十二経の海』
　衝には要衝，大切な場所の意味があり，諸経の気・血を総括する．
　胞中より起こり，月経と密接に関連する．代表穴は公孫穴．

(4) 帯　　脈：
　帯状に腰腹部をめぐり全身を縦走する経脈を束ねる．代表穴は臨泣穴．

(5) 陰　維　脈：
　維にはつなぐ，維持するという意味があり，全身の陰経を連絡する．代表穴は内関穴．

(6) 陽 維 脈：
　全身の陽経を連絡する．代表穴は外関穴．
(7) 陰 蹻 脈：
　目を潤して栄養し，眼瞼の開閉および下肢の運動を主る．左右の陰を主る．代表穴は照海穴．
(8) 陽 蹻 脈：
　目を潤して栄養し，眼瞼の開閉および下肢の運動を主る．左右の陽を主る．代表穴は申脈穴．

4. 十二経別（霊枢経別篇第11）

　別行する正経のことで，十二経脈から分かれて胸腹部および頭部を循行する．
① 経脈より肘・膝関節部で分かれて臓腑をめぐった後，頭部において陽経は本経に交わるが，陰経は陽経と交わる．
② 臓腑に連絡し，潤養する．
③ 正経の循環の不足を補い，表裏の関係を強化する．
④ 経絡を通じて，臓腑機能を調節する．
⑤ 離，入，出，合という循行法則がある．
　離：十二経別が同名の経脈から分かれ出ることで，別ともいう．
　入：胸腔，腹腔に入ること．
　出：胸腔，腹腔内で関連する臓腑に連絡した後，頭頂部に上行し体表に出ること．
　合：陽経の経別はもとの経脈に戻り，陰経の経別は表裏関係の陽経に合する．

5. 十二経筋（霊枢経筋篇第13）

① 12経脈に所属する筋肉系統を指す．
② 12経筋の走行と分布は12経脈とほぼ一致する．
③ 四肢末端から起こり頭身に終わり，内臓に入らない（馬王堆遺

跡から出土した足臂11脈灸経と類似).
④ 関節部で結節をなす.
⑤ 肝と密接に関連する.（肝は筋を主る）
⑥ こむら返り（転筋），関節痛，動作障害，四肢伸縮困難等と関係する.

　体を動かしたときに生じるつっぱり感,引きつり感,動作時痛があれば,これは経筋病であり,臓腑病や経脈病ではない（安静時痛,自発痛,夜間痛や痺れ,だるさは経筋病ではない）.疼痛部位を通過する末梢の滎穴や愈穴に,軽微な刺激を与えるだけで,即座に動作時痛の軽減・消失することが多い.これは,経筋治療と言われている.

6. 六経皮部（十二皮部）

　十二経脈が養う皮膚の経絡分布を示したもの.
　皮膚の異常：肌あれ，痒み，痛み，痺れ，湿疹等と関連する.足指の間にできる水虫（白癬）は，皮部の異常によって，特定部位に出現する.

7. 絡　　　脈

　経脈から分かれて斜行する枝脈であり，ほとんどは体表に分布している.
(1) 十 五 絡 脈：
　十二経脈それぞれに絡脈があり，これに督脈，任脈および脾の大絡を加えたもの.十二経の絡脈は，絡穴から分かれた後，表裏の関係にある経脈に走行し，表裏2経の連絡を行っている.
(2) 孫　　　絡：
　絡脈の細かく小さいもの.
(3) 浮　　　絡：
　体表に浮き出ている絡（細絡，血絡）のことで瀉血療法と関連する.皮膚の異常：肌あれ，痒み，痛み，痺れ，湿疹等と関連する.

1. 督　脈
Governor Vessel(GV)

流注　下腹部内の胞中に起こり（一源三岐），下って会陰部に出る．肛門をめぐって後方に向かい脊柱の内部にいく．直上して項の後方の風府に達し，脳内に進入する．再びめぐって，頭頂に達する．前頭に沿って下り，鼻柱の下方に至る．

【分枝】 会陰部より発し，尾骨端（長強）を経て大腿内側から発した足少陰腎経と足太陽膀胱経と会し，脊柱の裏面を貫いて腎臓に属す．下腹内部から直上し，臍を上行して心臓を貫き，咽に至って任脈と衝脈と交会する．さらに上行して下顎部に達し，還って口唇をめぐる．両眼下の中央に連結する．足太陽膀胱経と同じ内眼角より起こり，上行して前頭部に至る．頭頂（百会）で左右が交叉し，内に進んで脳をまとう．肩甲骨内側，脊柱の両側に沿って腰部に達し，腎臓に連絡する．

主要病証

生殖器疾患，泌尿器疾患，肛門疾患，脊椎疾患，脊髄疾患，脳疾患，神経系疾患，精神神経症，鼻および口腔疾患，五臓六腑の病，頭部および身体の背側の病．

8　1. 督　脈

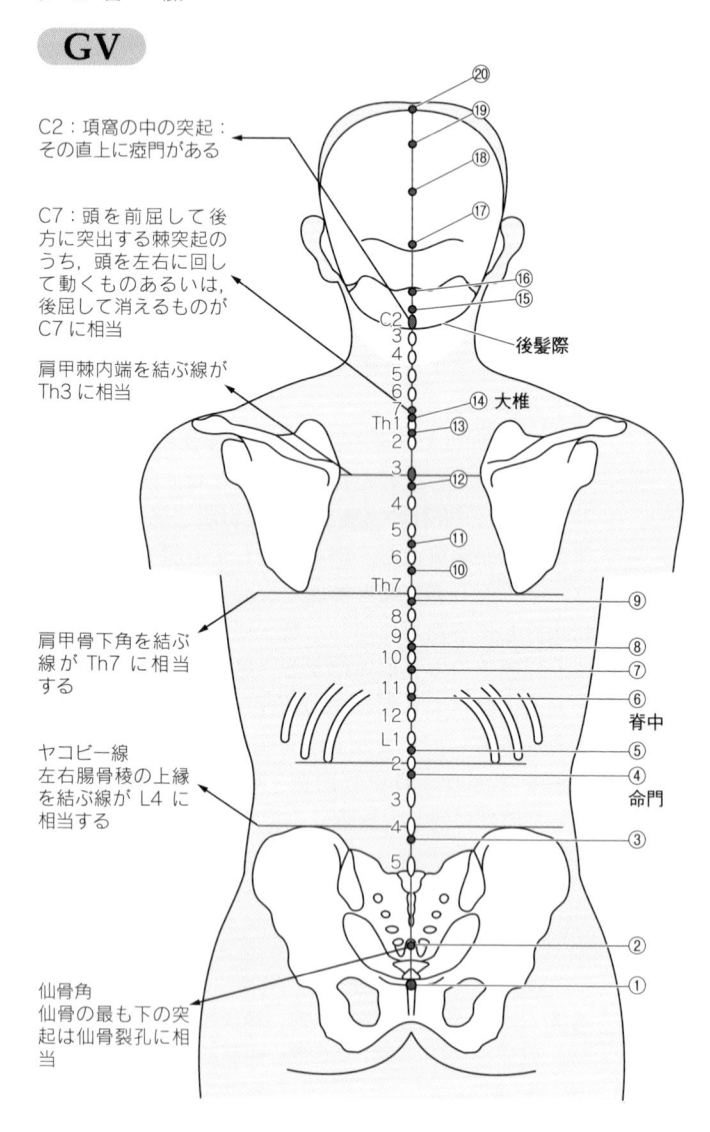

GV

C2：項窩の中の突起：
その直上に瘂門がある

C7：頭を前屈して後
方に突出する棘突起の
うち, 頭を左右に回し
て動くものあるいは,
後屈して消えるものが
C7に相当

肩甲棘内端を結ぶ線が
Th3に相当

後髪際

⑭ 大椎

肩甲骨下角を結ぶ
線がTh7に相当
する

脊中

ヤコビー線
左右腸骨稜の上縁
を結ぶ線がL4に
相当する

命門

仙骨角
仙骨の最も下の突
起は仙骨裂孔に相
当

1. 督　脈　9

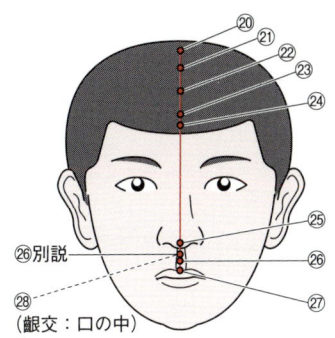

㉖別説
㉘
(齦交：口の中)

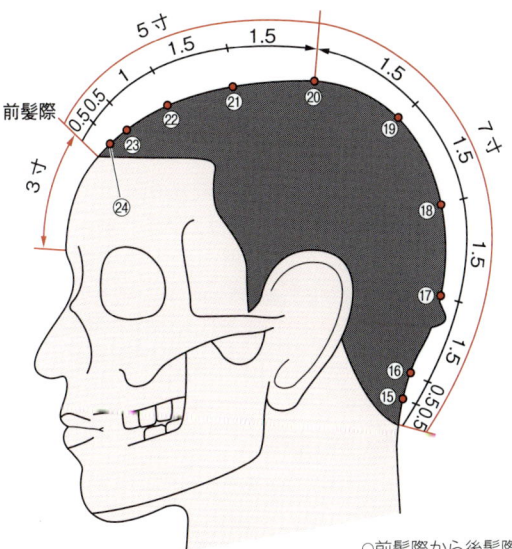

前髪際

○前髪際から後髪際までが12寸
○眉間から後髪際までが15寸を
　基準にするととりやすい

1 長強 ちょうきょう：GV1

- **部位**○：会陰部，尾骨の下方，尾骨端と肛門の中央（伏臥位か膝胸位とする）．
  - ●：尾骨下端と肛門の間に取る．

  > 取穴部位の相違はない．尾骨先端は容易に触知することができるので，尾骨下端の下方で肛門との間にとる．

- **字 義**：長は始め，強はこわばる．督脈の始めの穴で，背骨の強ばる症に効ある穴の意．
- **穴 性**：清熱利湿，調理下焦，清熱止血，昇提肛腸．
- **解 剖**：外肛門括約筋．

臨床のヒント

　痔，下痢，便秘，脱肛，脊柱のこわばり，尾骨の痛みなど．場所が場所だけに，セクハラにつながりかねないことから，使用しない方がよいと思われる．

2 腰兪 ようゆ：GV2

- **部位**○：仙骨部，後正中線上，仙骨裂孔（殿裂の直上の小陥凹部）．
  - ●：仙骨裂孔（尾骨先端から押し上げていき，触れる陥凹部）の中央陥凹部に取る．

  > 取穴部位の相違はない．尾骨から仙骨後面に向かって擦上すると仙骨角の突起を触れ，その間に仙骨裂孔の陥凹を触れる．本穴も長強と同様に，セクハラ等の関係から他の部位にある経穴を使うべきと考える．

- **字 義**：腰の病を治癒するところ．
- **穴 性**：温下元，強腰膝，去湿通絡．
- **解 剖**：仙骨（管）裂孔．

臨床のヒント

　便秘，痔，脱肛，脊柱のこわばりなど．本穴は，ペインクリニックにおける神経ブロック点（仙骨神経）となっている．

3 腰陽関 こしようかん：GV3

部位○：腰部，後正中線上，第4腰椎棘突起下方の陥凹部（第4腰椎棘突起は両側の腸骨稜最高点を結ぶヤコビー線の中点）．
●：L4/5棘突起間に取る．

> 取穴部位の相違はない．左右腸骨稜を結ぶ線（ヤコビー線）が第4腰椎棘突起（下）を通るとされており，これを目安とする．

字　義：陽気がこの部から上行する関所にあたるところにある穴の意．

穴　性：強腰膝，去寒湿，壮腰補腎．

解　剖：棘上靱帯，棘間靱帯．

臨床のヒント

　腰痛，月経不調，遺精，ED（勃起不全）など．慢性的な腰痛症では，本穴のすぐ両側（外方5分の部位）に縦に走る索状のスジが見られる場合が多い．この縦スジが明瞭であればあるほど痛みは強く，鈍くなるほど，痛みも鈍い．ほとんど同側性であり，右にあれば右側の腰痛を訴える．腰痛の程度が軽くなると，縦スジも徐々に消失してくるようである．瘀血性病変と考えられ，瘀血に対する治療ならびに，局所的に索状の硬結に瀉法の手技を行うと良い．

　侠脊穴に対して，体重をかけて強く（深く）圧迫したときに，他の部位と比してある高さで鋭い圧痛を自覚する場合がある．その高さの椎間関節捻挫（炎症）を疑う所見である．このような場合には，後渓穴や申脈穴といった遠隔部での治療以外にも，直接最圧痛点に深刺（椎間関節部まで）して，鍼の響（ひびき）と自覚的疼痛部位とが一致するかどうかを確認する．一致していれば，すぐ抜鍼して痛みの有無を確認する．単純な椎間関節捻挫であれば，ほとんど痛みは消失してしまう．ただし，痛みは取れても炎症が鎮静したわけではないので，安静を指示して決して無理をしないように注意しなければならない．患者さんが治ったものと思って無理をすると，かえってさらにひどい腰痛を起こしかねないことになる．

4 命門 めいもん：GV4

部位○：腰部，後正中線上，第2腰椎棘突起下方の陥凹部.
　　●：L2/3棘突起間に取る.

> 取穴部位の相違はない．第12肋骨先端を結ぶ線が脊柱と交わる点が第2腰椎棘突起にあたり，これを目安とする．ただし，第12肋骨先端を結ぶ線が第2腰椎棘突起に相当しないケースも時に見られることから，ヤコビー線を基準とする方法と合わせて確認することが望ましい．

字　義：生命の生まれ出る門，腎の付くところの穴
穴　性：培元固本，温陽補腎，疏調経気，強健腰膝．
解　剖：棘上靱帯，棘間靱帯．

臨床のヒント

泌尿・生殖器疾患，腰痛，耳鳴，めまいなど．小児の中焦以下の疾患の特効穴で，上焦の身柱（ちりけ）と併せて応用する．

5 懸枢 けんすう：GV5

部位○：腰部，後正中線上，第1腰椎棘突起下方の陥凹部.
　　●：L1/2棘突起間に取る.

> 取穴部位の相違はない．第12肋骨先端を結ぶ線（第2腰椎棘突起下に相当）とヤコビー線（第4腰椎棘突起下に相当）を基準とする方法と合わせて確認することが望ましい．

字　義：懸はかかる，枢はとぼそ（ちょうつがい）．体が折れ曲がる部，上下を分ける場所にある穴の意．また，枢は三焦と関連することから三焦とつながる部位にある穴の意．
穴　性：温腎健脾，強健腰膝．
解　剖：棘上靱帯，棘間靱帯．

臨床のヒント

補腎のための灸治療によい．腰背部のこわばり，腹部脹満，消化不良など．藤本蓮風は，本穴，百会，神闕の周囲の反応を見て，気の傾斜を判断する情報源として活用している．たとえば，右肩が痛

い場合は，本穴の右上方，百会の右，神闕の右上方に硬結・圧痛等の反応が出現しやすく，いずれかの経穴のうち反応が顕著な部位に刺鍼することによって右肩の痛みを治療できるとしている．こういった考え方を「空間論的治療」としている．

6　脊中　せきちゅう：GV6

部位〇：上背部，後正中線上，第11胸椎棘突起下方の陥凹部．
　　　●：Th11/12棘突起間に取る．

> 取穴部位の相違はない．肥満している人では，胸椎の棘突起を触れにくい場合が多い．ヤコビー線がL4/5であることから，第4腰椎棘突起を取り，さらにすぐ上の第3腰椎棘突起をマークする．ついで肩甲骨下角を結ぶ線がTh7/8棘突起に相当することから，この部にもマークする．Th7とL3棘突起の中央がTh11棘突起に相当する部位となる．これをもとにして棘突起の間を等分することによって簡単にそれぞれの棘突起相当部位を定めることができる．簡便法ではあるが，肥満体で棘突起を触知しがたいケースでとても便利な方法である．

字　義：背骨の真ん中にある穴．
穴　性：温腎健脾．
解　剖：棘上靱帯，棘間靱帯．

臨床のヒント

　腰背部のこわばり，下痢，脱肛など．第11胸椎棘突起には脾が関係しており，脾の働きが失調したときに棘突起の圧痛が観察されることが多い．また，棘突起の周囲を触診したときに側面に浮腫状に硬結と強い圧痛を観察することも多い．ストレスが強く，そのあとで脾胃の失調をきたしやすい症例（肝脾不和）では，第10, 11胸椎棘突起が他の棘突起よりも小さく，あたかも2つで1つの棘突起のようにくっついているケースが意外に多い．急性の下痢や消化器系の失調を起こすと，脊中から横に触れる特徴的な索状の硬結・圧痛を触知するが，これらも脾の異常を示唆する所見の1つである．

7 中枢 ちゅうすう：GV7

部位○：上背部，後正中線上，第10胸椎棘突起下方の陥凹部．
> 奇穴から正穴に組み込まれた穴である．

字　義：中は中央，なか．脊は背中，背骨，脊柱．二十一椎ある背骨の中央にある穴の意．また，中央で枢要な穴の意．ここから「中枢」が作られたともいわれる．

穴　性：強腰補腎，和胃止痛．

解　剖：棘上靱帯，棘間靱帯．

臨床のヒント

胆の異常の反映される場所であり，治療に用いることができる．

8 筋縮 きんしゅく：GV8

部位○：上背部，後正中線上，第9胸椎棘突起下方の陥凹部．
　　　●：Th9/10棘突起間に取る．
> 取穴部位の相違はない．左右の肩甲骨下角を結ぶ線（第7胸椎棘突起下），ヤコビー線（第4腰椎棘突起下），第11肋骨先端を結ぶ線（第2腰椎棘突起下）等を目安として，第9胸椎棘突起下を確認する．

字　義：筋に痙攣のある場合の主治穴．肝は筋を主り，肝と関連する穴の意．

穴　性：緩急止疼，通絡止疼．

解　剖：棘上靱帯，棘間靱帯．

臨床のヒント

痙攣，胃痛，脊柱のこわばりなど．本穴に刺激すると腰部前屈による指床間距離が短縮するといわれる．強いストレスやお酒の飲みすぎなどで，肝に異常をきたすと，本穴から侠脊（外方5分）にかけて，横に走る索状の緊張・圧痛を触知することが多い．これらの反応に対して刺鍼（瀉法）してもよい．

9 至陽 しよう：GV9

部 位○：上背部，後正中線上，第7胸椎棘突起下方の陥凹部（第7胸椎棘突起は，後正中線と肩甲骨下角下縁の水平線の交点）．

●：Th7/8棘突起間に取る．

> 取穴部位の相違はない．左右の肩甲骨下角を結ぶ線が，第7胸椎棘突起下にあたるとされており，これを目安とするが，正確を期すためにはヤコビー線（第4腰椎棘突起下）なども参考にして確認する必要がある．

字 義：中焦と上焦の境界にある穴の意．中焦と上焦を隔てる部位であり，この部から上が上焦にあたる．

穴 性：寛胸利膈，健脾調中，利気寛胸．

解 剖：棘上靱帯，棘間靱帯．

臨床のヒント

脊柱のこわばり，胸肋部の脹満など．『素問』刺熱論では，Th7は腎の熱（気滞）を表す部位とされている．慢性的な飲食の不摂生をすると，本穴から膈関にかけて，硬結，圧痛が出現しやすい．

10 霊台 れいだい：GV10

部 位○：上背部，後正中線上，第6胸椎棘突起下方の陥凹部．

●：Th6/7棘突起間に取る．

> 取穴部位の相違はない．左右の肩甲骨下角を結ぶ線が第7胸椎棘突起下にあたるとされており，これを目安とするが，正確を期すためには，ヤコビー線（第4腰椎棘突起下），大椎（第7頸椎棘突起）なども参考にして確認する必要がある．

字 義：霊は神，台はものを乗せる台．神道の下にある穴の意．

穴 性：清熱解毒，宣肺通絡．

解 剖：棘上靱帯，棘間靱帯．

臨床のヒント

背部痛，咳嗽，気喘など．『素問』刺熱論では，Th6は，脾の熱（気

滞)を表す部位とされている.

11 神道 しんどう：GV11

部位○：上背部，後正中線上，第5胸椎棘突起下方の陥凹部.
　　　●：Th5/6棘突起間に取る.

> 取穴部位の相違はない．左右の肩甲骨下角を結ぶ線が第7胸椎棘突起下にあたるとされており，これを目安とするが，正確を期すためには，ヤコビー線（第4腰椎棘突起下），大椎（第7頸椎棘突起）なども参考にして確認する必要がある．

字　義：神は心を表し，道は通り道．心に気血の通じるところの穴の意.
穴　性：寧神，清熱，通経止痛.
解　剖：棘上靱帯，棘間靱帯．

臨床のヒント

　心痛，動悸，健忘，不眠，咳嗽など．『素問』刺熱論では，Th5は，肝の熱（気滞）を表す部位とされている．肩甲間部で棘突起を大椎から下に擦下していくと，異常のある場合には，棘突起が後方に突出して触れ，指がひっかかるような突出を触知する．この棘突起を圧迫すると相当強い圧痛を訴える．また，棘突起の直側（側面）を圧迫しても強い圧痛を訴える．

12 身柱 しんちゅう，（別名）ちりけ：GV12

部位○：上背部，後正中線上，第3胸椎棘突起下方の陥凹部（第3胸椎棘突起は，後正中線と肩甲棘内端の水平線の交点）.
　　　●：Th3/4棘突起間に取る.

> 取穴部位の相違はない．肩甲棘内端の水平線と後正中線の交点（第3胸椎棘突起下）だけでなく，左右の肩甲骨下角を結ぶ線（第7胸椎棘突起下）や大椎（第7頸椎棘突起）なども参考にして確認する必要がある．

字　義：身体の柱，脊柱をさす．小児の上焦の病を治す特効穴．

| 穴　性：宣肺止咳，清心寧神，去風活絡，理気降逆，止咳平喘．
| 解　剖：棘上靱帯，棘間靱帯．

臨床のヒント

　咳嗽，気喘，腰背部のこわばりなど．『素問』刺熱論では，Th3は肺の熱（気滞）を表す部位とされている．また，Th3〜7の棘突起を「神経点」と呼んで自律神経失調症などの特効穴と考えて灸治療を行うと良いともいわれている．風邪のときにも顕著な圧痛を訴えることが多い．

13　陶道　とうどう：GV13

| 部　位○：上背部，後正中線上，第1胸椎棘突起下方の陥凹部．
　　　　●：Th1/2棘突起間に取る．

> 取穴部位の相違はない．肩甲棘内端の水平線と後正中線の交点（第3胸椎棘突起下），大椎（第7頸椎棘突起）などを参考にして第1胸椎棘突起下を確認する必要がある．

| 字　義：陶は暢（の）びる，道は通り道．督脈が本穴から頭に伸びる場所にある穴の意．
| 穴　性：清熱，解表．
| 解　剖：棘上靱帯，棘間靱帯．

臨床のヒント

　悪寒発熱，咳嗽，気喘，胸痛など．

14　大椎　だいつい：GV14

| 部　位○：後頸部，後正中線上，第7頸椎棘突起下方の陥凹部（後頸部で最も突出しているのが第7頸椎棘突起で，頸部を回旋して動く最も下の棘突起）．
　　　　●：C7/Th1棘突起間に取る．

> 取穴部位の相違はない．頭を前屈すると，頚部で一番高く出る骨が第7頚椎棘突起（C7）とされているが，C6やTh1も後方に突出することがある．そこで，頭部を前屈して後方に突出したC6，C7，Th1棘突起に指を置き，頭部を左右に回旋して動くのが頚椎であり，動かないのが胸椎棘突起である．また，前屈して後方に突出した棘突起のうちで，逆に頭を後屈すると頚椎棘突起が陥凹することから，陥凹した棘突起がC7であり，陥凹しないのがTh1棘突起であることを知る．
> 　部位区分が後頚部とされている．しかし，第7頚椎棘突起と肩峰を結ぶ線から下は上背部に属することから，本来は後頚部ではなく，上背部にすべきである．

字　義：一番大きい椎骨である第7頚椎棘突起（大椎骨）を表す．
穴　性：疏風解表，清熱通陽，疏風散寒，理気降逆，鎮静安神，醒脳解痙．
解　剖：棘上靱帯，棘間靱帯．

臨床のヒント

　発熱，咳嗽，感冒，肩背痛，脊柱のこわばりなど．大椎には陽経がすべて流注しており，陽気が盛んな部位である．したがって，発熱（熱病）を散らすのに有効である．逆に陽虚では，陽気を補う穴（灸治療など）としても活用できる．陽気不足や加齢による腎の陽虚などによって圧痛の出ることが多い．

15 瘂門 あもん：GV15

部位〇：後頚部，後正中線上，第2頚椎棘突起上方の陥凹部（風府の下方0.5寸）．
　　　　●：項窩中央，後髪際を入ること5分の陥凹部に取る．

> 取穴部位の相違はない．項部中央で，後頭骨下部の最も陥凹する部位にあたる．少し頭を後ろにすると項窩が良く触れる．その陥凹部のすぐ下で，硬い骨組織を触知するのは第2頚椎棘突起である．

字　義：瘂＝唖（おし）のようになりやすい穴．灸すれば唖（おし）となる．
穴　性：開竅醒神，安神．

| 解　剖：項靱帯.

 臨床のヒント

　失語，舌のこわばり，項部のこわばりなど．本穴から前上方に向けて深刺すれば延髄に到達する危険があり，深刺すべきではない．中国では，本穴から深刺して延髄にいたり致死したケースが報告されている．通常は頸部の首周りの1/10で硬膜に達するといわれており，それ以上の深刺は控えるべきである．たとえば首周りが40cmの人では，4cmが危険深度となる．

16 風府 ふうふ：GV16

| 部　位○：後頭部，後正中線上，外後頭隆起の直下，左右の僧帽筋間の陥凹部（頭を後屈して，後髪際中点から後頭骨に向かって擦上した陥凹部）．
　　　　●：外後頭隆起の下方にあり，後髪際を入ること1寸に取る．

> 取穴部位の相違はない．瘂門の上方で，外後頭隆起の直下で後頭骨が深く陥凹する部にあたる．

| 字　義：風邪の集まるところ，風邪の主治穴．
| 穴　性：清熱散風，通関開竅，疏開脳府．
| 解　剖：項靱帯.

 臨床のヒント

　中枢疾患，項頸部のこわばり，目の痛みなど．本穴および瘂門穴に深刺することによって脊髄を損傷して致死した例が中国では多数報告されている．また，本穴から脳に流注するとされていることから，認知症等の中枢疾患に用いることができる．人によって硬結を触知することがある．

17 脳戸 のうこ：GV17

| 部　位○：頭部，外後頭隆起上方の陥凹部（後正中線の垂線と外後頭隆起上縁の水平線の交点にある陥凹部．玉枕と同じ高

さにある).

●:外後頭隆起上際の陥凹部に取る.

> 取穴部位の相違はない. 後頭部で後方に突出した外後頭隆起を触れ, その直上部の陥凹部にある.

字　義:脳への出入口, 脳腔の下縁の穴.
穴　性:清熱散風, 疏解脳府, 開竅.
解　剖:後頭筋.

臨床のヒント

頭痛, 頭重, めまい, 項頸部のこわばりなど.

18 強間 きょうかん:GV18

部位○:頭部, 後正中線上, 後髪際の上方4寸(脳戸の上方1.5寸).
　　　●:脳戸穴の上1寸5分, 百会穴の後3寸, 正中線上に取る(小泉門にあたる).

> 取穴部位の相違はない. 脳戸と百会を結ぶ線の後ろ1/3にあたる. また, 前髪際と後髪際を結ぶ線の後ろ1/3にあたる.

字　義:小泉門の部にあたり, 次第に強ばり結合したところにある穴の意.
穴　性:清頭目, 安神志.
解　剖:帽状腱膜.

臨床のヒント

頭痛, めまい, 項頸部のこわばりなど.

19 後頂 ごちょう:GV19

部位○:頭部, 後正中線上, 後髪際の上方5.5寸(百会の後方1.5寸).
　　　●:百会穴の後1寸5分, 正中線上に取る.

> 取穴部位の相違はない. 百会と脳戸を結ぶ線の前1/3にあたる.

字　義:頭の頂にある百会の後ろにある穴.

| 穴　性：清頭目，安神志．
| 解　剖：帽状腱膜．

臨床のヒント

頭痛，めまい，不眠など．肝の異常や不眠症などの際には本穴から前頂付近にかけて浮腫状にうっ血，膨隆したり，圧痛の見られることが多い．

20 百会 ひゃくえ：GV20

| 部位○：頭部，前正中線上，前髪際の後方5寸（前髪際と後髪際を結ぶ線上の中点の前方1寸にある陥凹部，耳を折り返したとき，両耳尖を結ぶ線の中点）．
　　　●：前髪際を入ること5寸，正中線上に取る．

> 取穴部位の相違はない．前髪際と後髪際を結ぶ線上の中点の前方1寸にある陥凹部でもよいが，前髪際が年齢によって変化しやすいことから，眉間中央から後髪際までを15寸として，中点の前5分にあたる．この方法で取穴したものと，両耳尖の頂点が正中線と交わる部位と一致しやすい．

| 字　義：多くの脈の集まるところの穴の意．
| 穴　性：蘇厥熄風，清熱開竅，**昇陽固脱**，健脳寧神，回陽固脱，平肝熄風．
| 解　剖：帽状腱膜．

臨床のヒント

中枢疾患，頭痛，めまい，脱肛，痔疾患など．本穴には肝経が流注している．したがって，肝鬱等で気が上逆して頭痛をきたす場合には，本穴周囲が痛む．

加齢に伴って肝血不足になると，本穴周囲から禿げてくることが多い．また，肝の異常から胆経が養われなくなると額から禿げてくることが多い．胆経に起こる円形脱毛は，肝鬱気滞が原因で起こることが多い．

さらに，気滞を取ることも可能である．なお，診療現時点でイライラしているような場合には，不用意に百会を瀉すよりも合谷や大

衝穴といった末梢の穴の方がよいようである.

1例ではあるが，親子げんかをして気分を害して上気した女子学生がいた．肝胃不和からしきりに嘔気，腹部不快感を訴える．親子げんかのこと，イライラすることを学生は話さなかったので，単純な肝胃不和と思いながら，百会穴と足三里穴に刺鍼した．3分ほどして顔を見たところ，真っ赤であった．調子を尋ねると，すごく体が重だるくなってきたという．急いで抜鍼して関元穴に刺鍼し，照海穴に施灸してようやく赤みがとれた苦い思い出がある．悪くなるのは早いが，元に戻すのは一苦労であった．

人体の頂点にあって痔や脱肛に使われるのは非常に興味深い．本穴は，陽気を引き上げるのにも貢献する（昇陽固脱）．

21 前頂 ぜんちょう：GV21

- **部位**〇：頭部，前正中線上，前髪際の後方3.5寸（百会と顖会の中点）．
  - ●：百会穴の前1寸5分，鼻尖を的に正中線上に取る．

  取穴部位の相違はない．百会と神庭を結ぶ線の後ろ1/3にあたる．

- **字　義**：百会の前にある穴．
- **穴　性**：清頭目，散風．
- **解　剖**：帽状腱膜．

臨床のヒント

めまい，ふらつき，頭頂痛など．肝陽の亢進など，肝の異常があると本穴から後頂付近にかけて異常が出現しやすい．

22 顖会 しんえ：GV22

- **部位**〇：頭部，前正中線上，前髪際の後方2寸．
  - ●：前髪際を入ること2寸，正中線上に取る．小児の大泉門にあたる．

  取穴部位の相違はない．百会と神庭を結ぶ線の前1/3にあたる．また，眉間と百会を結ぶ中点の後ろ1寸にあたる．

| 字　　義：顖は大泉門を表す．大泉門の合わさった部位にある穴の意．
| 穴　　性：清頭目，散風．
| 解　　剖：帽状腱膜．

臨床のヒント

　鼻疾患，頭痛，めまいなど．鼻の愁訴があるときに本穴から神庭穴までの間に，陥凹あるいは浮腫状の圧痛反応が出やすい．このような浮腫状の経穴に刺鍼した後で，抜鍼すると多量の出血をきたすことがある．抜鍼後に軽く消毒をして，出血がないと思って伏臥位にして治療をしているとき，患者さんからなんかヌルヌルしてますが……，と指摘されて顔を上げた途端，顔に血が付いていたのでは，大変である．頭部の刺鍼後には出血の有無をしっかりと確認しなければならない．

23　上星　じょうせい：GV23

| 部位○：頭部，前正中線上，前髪際の後方1寸．
　　　● ：前髪際を入ること1寸，正中線上に取る．

> 取穴部位の相違はない．前髪際から百会までを5寸とし，前1/5にあたる．また，眉間と百会を結ぶ線の中点にあたる．

| 字　　義：星を見上げるように，上を向いて一番高いところの意．
| 穴　　性：清熱散風，宣肺通竅．
| 解　　剖：帽状腱膜，前頭筋．

臨床のヒント

　鼻疾患，目の異常，頭痛など．顖会に同じ．鼻アレルギーや鼻炎など，鼻疾患の際に反応が出やすい．

24　神庭　しんてい：GV24

| 部位○：頭部，前正中線上，前髪際の後方0.5寸（前髪際がはっきりしない場合は，眉間の中点上方3.5寸にある）．
　　　● ：前髪際を入ること5分，正中線上に取る．前髪際が不明

な場合は眉間中央から3寸の位置に穴を取る．

取穴部位の相違はない．前髪際の後ろ5分にとる．前髪際が不明な場合には，眉間と百会を結ぶ線の中点の5分前にあたる．

- **字　義**：神はかみで脳を，庭は前額部を指す．脳のある前額部にある穴の意．
- **穴　性**：清熱散風，通竅，鎮驚安神，鎮静醒脳．
- **解　剖**：前頭筋，三叉神経（知）．

臨床のヒント

鼻疾患，目の異常，頭痛など．顖会に同じ．

25　素髎　そりょう：GV25

- **部位**○：顔面部，鼻の尖端．
  - ●：鼻尖の中央陥凹部に取る．

取穴部位の相違はない．鼻の尖端であり，取穴は容易である．

- **字　義**：素は鼻すじ（茎）を表し，鼻すじの下，陥凹する部にある穴の意．
- **穴　性**：清熱，通竅．
- **解　剖**：眼神経（三叉神経第1枝）（知）．

臨床のヒント

鼻疾患．あまり鍼灸治療には適さないと思われる．

26　水溝　すいこう：GV26

- **部位**○：顔面部，人中溝の中点．
  - 別説―顔面部，人中溝の上から1/3．
  - ●：鼻中隔の直下にあり，人中の中央に取る．

水溝の中点か上1/3の位置にあたる．

- **字　義**：水溝，人中にある穴の意．
- **穴　性**：清熱開竅，回陽救逆，鎮痛寧神．
- **解　剖**：口輪筋，上顎神経（三叉神経第2枝）（知）．

臨床のヒント

脊柱のこわばり，鼻疾患など．中国では督脈腰痛（ぎっくり腰）に対してしばしば本穴への刺鍼が行われるようである．痛みが強いことが多く，日本ではあまり勧められない．督脈腰痛であれば，督脈の代表穴である後渓穴でも十分な効果が期待できると思われる．

27 兌端 だたん：GV27

- **部位**○：顔面部，上唇結節の中点．
  - ●：上唇の上端正中にあり，外皮と粘膜の間に取る．
  > 取穴部位の相違はない．上唇結節上縁の中央で，皮膚と粘膜の間にとる．
- **字 義**：兌は口，端ははし．口の端にある穴の意．
- **穴 性**：清熱，止驚．
- **解 剖**：口輪筋，上顎神経（三叉神経第2枝）（知）．

臨床のヒント

口唇の異常など．

28 齦交 ぎんこう：GV28

- **部位**○：顔面部，上歯齦，上唇小帯の接合部（上唇を上げ，上唇小帯と歯齦の移行部）．
  - ●：上歯齦の前1面正中，上唇を反転して上唇小帯の直下に取る．
  > 取穴部位の相違はない．上唇をめくり上げたとき，上唇小帯と歯齦の移行部にあたる．
- **字 義**：齦は上歯根，交は交わる，歯根と上唇小帯の交わる部にある穴の意．
- **穴 性**：清熱，疏経，寧神．
- **解 剖**：上唇小帯，上顎神経（三叉神経第2枝）（知）．

臨床のヒント

歯齦の異常など．

2. 任　脈
Conception Vessel (CV)

流注　下腹部内の胞中に起こり(一源三岐),下って会陰部に出る.前に向かって陰毛部に進入する.腹部と胸部に沿って正中を上行する.咽喉部に至る.衝脈と合流し,再び上行して口唇を循環する.顔面・頬部に沿って眼窩中央に達する.
【分枝】衝脈と同じく胞中に起こり,後ろに向かって督脈,足少陰経脈と接合して,脊柱の内裏面を貫く.

主要病証

生殖器疾患,泌尿器疾患,胃腸疾患,肝胆疾患,心疾患,呼吸器疾患,歯痛,精神神経症,身体前面の病症など.

2. 任脈

CV

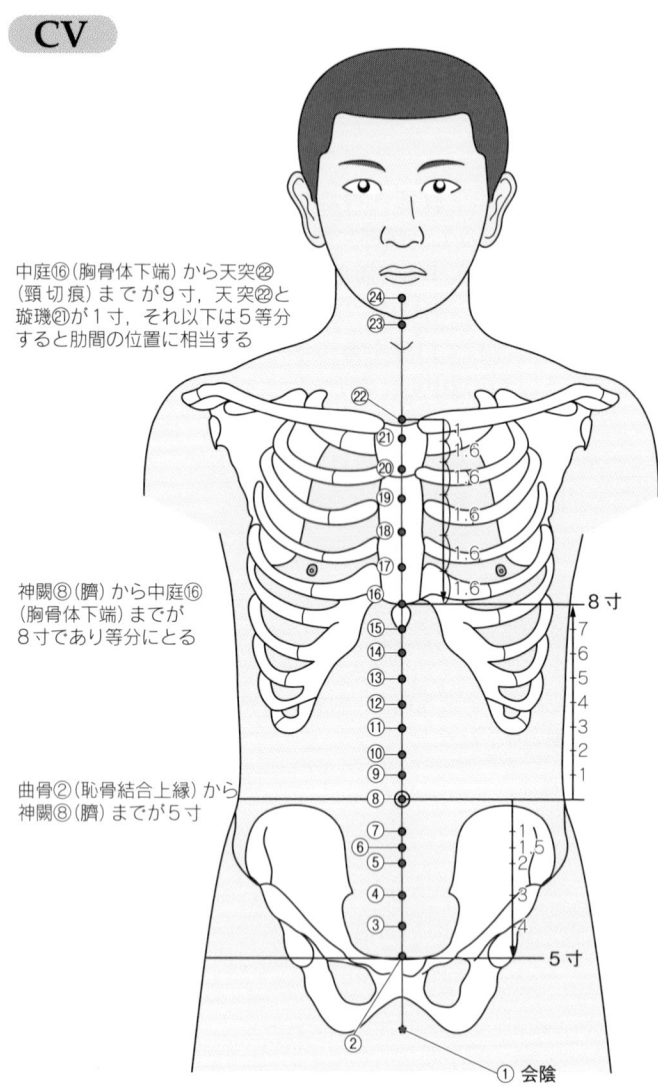

1 会陰 えいん：CV1

部位○：会陰部，男性は陰嚢根部と肛門を結ぶ線の中点，女性は後陰唇交連と肛門を結ぶ線の中点（側臥位あるいは膝胸位で，肛門と生殖器の中央）．
　　●：会陰部の中央に取る．

> 取穴部位の相違はない．

字　義：会陰部にある穴の意．
穴　性：調経強腎，清利湿熱，回陽固脱．
解　剖：会陰部．

臨床のヒント

臨床で使うことはほとんどない．なお，「溺死者の気付け．1寸刺してこれを補う．神効ある」といわれているが，用いるべきではない．

2 曲骨 きょっこつ：CV2

部位○：下腹部，前正中線上，恥骨結合上縁．
　　●：前正中線上で，恥骨結合の上際に取る．

> 取穴部位の相違はない．

字　義：恥骨を曲骨ともいい，恥骨の上縁にある穴の意．
穴　性：温補腎陽，調経止帯．
解　剖：白線上．

臨床のヒント

小腹脹満，遺尿，遺精，ED（勃起不全），月経不調，帯下など．ごく稀れに恥骨結合が接着しておらず解離しているケースが存在する．この場合は，正中線で恥骨を触知し得ないことから，その外側部の恥骨上端を結んだ線を目安とする．

3 中極 ちゅうきょく：CV3―膀胱の募穴

部位○：下腹部，前正中線上，臍中央の下方4寸．

●：神闕穴の下4寸，曲骨穴の上1寸に取る．

> 取穴部位の相違はない．下腹部の臍と曲骨との間が5寸であり，下から1/5のところにある．

字　義：膀胱の上際にあたる穴．膀胱の募穴．
穴　性：助陽調経，利膀胱，理下焦，培元気，助気化，補腎調気．
解　剖：白線上．

臨床のヒント

　小便不利，遺尿，失禁，遺精，早漏，ED（勃起不全），陰部の愁訴など．局所治療として，前立腺肥大による排尿障害に対して本穴より恥骨の下をくぐらせるように刺鍼してペニスに放散する響（ひびき）を得ると良いといわれている．

　排尿障害のあるケースでは，曲骨から本穴にかけて深部に硬結の認められる場合が少なくない．膀胱および腎の陽気不足によるものであり，灸治療（温灸）および膀胱経，腎経への治療と肝経を使うと良いようである．

　脾経の経脈が中極と連絡していることから，脾経の異常によって尿量の減少，湿疾をきたすことがある．

4　関元　かんげん：CV4—小腸の募穴

部位○：下腹部，前正中線上，臍中央の下方3寸．
　　●：神闕穴の下3寸に取る．

> 取穴部位の相違はない．下腹部の臍と曲骨との間が5寸であり，下から2/5のところにある．

字　義：関は関所，元は元気，元気の宿る場所，臍下丹田を指す．
穴　性：温腎壮陽，培補元気，通調衝任，培腎固本．
解　剖：白線上．

臨床のヒント

　泌尿・生殖器疾患，下腹痛，脱肛など．小腸の募穴．臍下丹田ともいわれ，腎虚になると本穴が軟弱になることが多い．冷え，のぼせなどでは，本穴への鍼や灸治療が奏効することが多い．特に関元

付近が軟弱で，心窩部から上腹部の緊張が顕著なケースでは，本穴に接触鍼（鍉鍼）あるいは浅く刺鍼して催気していると，鍼を持つ押し手が急に熱く感じるようになったり，脈動感を感じる（手下感）ようになった途端，患者さんから「頭がすっとしました」，「目が明るくなりました」といった反応の見られることがある．

本穴は，脾経と連絡しており（流注），小腸は清濁を分かつ働きがあることから，その機能が失調して，軟便や下痢を起こすことが多い．脾経の失調から起こる下痢には，本穴への灸刺激，温灸刺激が効果的な場合が少なくない．強刺激は慎むべきである．

5 石門 せきもん：CV5―三焦の募穴

部位〇：下腹部，前正中線上，臍中央の下方2寸．
  ●：神闕穴の下2寸に取る．

> 取穴部位の相違はない．下腹部の臍と曲骨との間が5寸であり，上（臍）から2/5のところにある．

字　義：石女＝うまずめになるところ．三焦の募穴．
穴　性：調経止帯，温腎壮陽．
解　剖：白線上．

臨床のヒント

水腫，小便不利，腹部脹満，下痢，泌尿・生殖器の愁訴など．

6 気海 きかい：CV6

部位〇：下腹部，前正中線上，臍中央の下方1.5寸．
  ●：神闕穴の下1寸5分に取る．

> 取穴部位の相違はない．下腹部の臍と曲骨との間が5寸であり，上（臍）から1.5寸のところにある．

字　義：臍下腎間の動気の集まるところ．
穴　性：昇陽補気，益腎固精，調補下焦，補腎虚，益元気，固精止遺．

| **解　剖**：白線上.

臨床のヒント

　腹部脹満，消化不良，便秘，下痢，泌尿・生殖器疾患など．本穴はあらゆる病証に対して用いられることが多い．下焦の気を整えるとともに，腎気を益す作用がある．腎気が不足すると，本穴に硬結・圧痛の見られることが多い．また，下焦の気の運行が滞りがちな場合にも本穴から陰交穴に硬結・圧痛が見られやすい．加齢によって足腰が弱ったり，泌尿・生殖器の異常が生じても本穴付近の硬結・圧痛が見られやすい．

7　陰交　いんこう：CV7

| **部　位**　○：下腹部，前正中線上，臍中央の下方1寸．
　　　　　●：神闕穴の下1寸に取る．

> 取穴部位の相違はない．下腹部の臍と曲骨との間が5寸であり，上(臍)から1/5のところにある．

| **字　義**：腹部の気の会合するところ．
| **穴　性**：調経血，温下元．
| **解　剖**：白線上．

臨床のヒント

　腹部膨満，水腫，小便不利，帯下など．気海穴とともに，腎気不足のときには硬結・圧痛の見られることが多い．

8　神闕　しんけつ：CV8

| **部　位**　○：上腹部，臍の中央．
　　　　　●：臍の中央に取る．

> 取穴部位の相違はない．臍の中央にある．

| **字　義**：母より受け継いでいた先天の元気の入るところが塞がった部．
| **穴　性**：健運脾陽，和胃理腸，温陽救逆，開竅復蘇，理腸止瀉．

| 解　剖：臍は第10胸神経のデルマトームと一致する．

臨床のヒント

　胎児では気血の出入りする門戸であり，本穴には鍼をすることはできないが，温灸（塩灸など）をすることによって，気を補うことができる．特に病後，産後などによい．

9　水分　すいぶん：CV9

| 部　位○：上腹部，前正中線上，臍中央の上方1寸．
　　　●：神闕穴の上1寸に取る．

> 取穴部位の相違はない．臍と胸骨体下端（中庭）までの間が8寸であり，下（臍）から1/8にある．

| 字　義：水を分ける部．水症に効あるところ．竹の筒で腹水を取る部．
| 穴　性：健脾胃，分利水湿，和中理気．
| 解　剖：白線上．

臨床のヒント

　水腫，腹脹満，下痢など．軟便や下痢が続く場合は本穴に顕著な硬結・圧痛が生じる．硬結にあてて刺鍼したり灸治療をすると良いようである．ただし，腹部の深刺はしない方がよい．いくら深くても腹膜を越えて刺入することは厳に慎むべきである．

10　下脘　げかん：CV10

| 部　位○：上腹部，前正中線上，臍中央の上方2寸．
　　　●：神闕穴の上2寸に取る．

> 取穴部位の相違はない．臍と胸骨体下端（中庭）までの間が8寸であり，下（臍）から2/8（1/4）にある．

| 字　義：胃の下口にあたる穴．幽門にあたる穴．
| 穴　性：健脾和胃，消食化滞．
| 解　剖：白線上．

臨床のヒント

腹痛，腹満，嘔吐，下痢など．

白線上に位置しているが，脾の異常があるときには，白線が緊張して正中線上に固い索状の緊張（正中芯）を触知することが多い．脾の異常が顕著な場合には，臍から巨闕付近まで緊張を触知することもある．したがって，上腹部の白線の緊張は脾の異常の目安の1つでもある．

11 建里 けんり：CV11

- **部位**○：上腹部，前正中線上，臍中央の上方3寸．
  - ●：神闕穴の上3寸，中脘穴の下1寸に取る．

> 取穴部位の相違はない．臍と胸骨体下端（中庭）までの間が8寸であり，下（臍）から3/8にある．

- **字　義**：胃角にあたるところ．腹部の内臓（里＝裏）の働きを高める（建）ところ．
- **穴　性**：健脾化湿，消食化滞．
- **解　剖**：白線上．

臨床のヒント

腹痛，腹満，嘔吐，下痢など．暴飲暴食などで胃に負担がかかると水分から上脘にかけて緊張，硬結，圧痛が生じやすい．最も反応のある穴に刺鍼・施灸するとよいが，暴飲暴食を慎むのが先決である．

12 中脘 ちゅうかん：CV12 ― 胃の募穴，府会

- **部位**○：上腹部，前正中線上，臍中央の上方4寸（胸骨体下端と臍中央との中点）．
  - ●：神闕穴の上4寸に取る．

> 取穴部位の相違はない．臍と胸骨体下端（中庭）までの間が8寸であり，中点にある．

- **字　義**：胃の中央にあたるところ．胃の募穴．府会．

|穴　性|：調理中焦，健脾化湿，和胃降逆．
|解　剖|：白線上．

（臨床のヒント）

　消化器系愁訴，頭痛，不眠，動悸など．脾と胃は後天の本であり，飲食物から水穀の精微を吸収するのにかかわっている．したがって，生命を養うのになくてはならない臓腑であるが，飲食の不摂生やストレスによって，脾胃の働きが障害されると，食べても食べても徐々に調子が悪くなり，病気になることが多い．

　胃の腑の異常を知る診断点であると同時に治療点にもなる．飲食の不摂生等で慢性的に胃の異常をきたすときには，中脘を中心として浮腫状に硬結，圧痛を触知することが多い．強刺激，深刺は慎むべきである．

13　上脘　じょうかん：CV13

|部位○|：上腹部，前正中線上，臍中央の上方5寸．
　　　●：胸骨体下端の下3寸，中脘穴の上1寸に取る．

> 取穴部位の相違はない．臍と胸骨体下端（中庭）までの間が8寸であり，胸骨体下端から3/8にある．

|字　義|：胃の上口にあたるところ．噴門にあたるところ．
|穴　性|：健胃理気，降逆止嘔．
|解　剖|：白線上．

（臨床のヒント）

　胃痛，嘔吐，腹部脹満，食欲不振，下痢など．胃の異常が顕著になると，巨闕から水分にかけて硬結，圧痛等の反応が大きくなっていくことが多い．改善するとこれらの反応も小さくなる．

14　巨闕　こけつ：CV14―心の募穴

|部位○|：上腹部，前正中線上，臍中央の上方6寸．
　　　●：胸骨体下端の下2寸に取る．

> 取穴部位の相違はない．臍と胸骨体下端（中庭）までの間が8寸であり，胸骨体下端から2/8（1/4）にある．

- **字　義**：巨は大きい，闕は欠ける．大きく欠ける，心窩部にあたる穴の意．心の募穴．
- **穴　性**：寛胸化痰，和胃降逆．
- **解　剖**：白線上．

臨床のヒント

　胸痛，心痛，動悸，精神不安，健忘など．精神的なストレス，悩み事などがあると本穴が固く緊張し，圧迫されると不快感を自覚することが多い．きつい鍼刺激よりも，気滞を散じることが大事である．気海や関元（夢分流の火曳（ひびき）の鍼）に刺鍼するのも1つの方法である．患者さんは，自ら心労やストレスで苦痛であることを申告することは稀れであり，こういったストレスが症状の悪化を招くことが多い．本穴の緊張・圧痛が顕著に見られるときは，静かに触診しながら，「ここが，こんなに緊張して痛いのは，言うに言えない心労があるときに多いのですが，何か心あたりはありますか？」と問うと，泣きながら，鬱積した心の不満を訴える場合がある．

15 鳩尾 きゅうび：CV15

- **部位**〇：上腹部，前正中線上，胸骨体下端の下方1寸．
  　　　●：胸骨体下端の下1寸，神闕穴の上7寸に取る．

> 取穴部位の相違はない．臍と胸骨体下端（中庭）までの間が8寸であり，胸骨体下端から1/8にある．

- **字　義**：ハトの尾，剣状突起を指す．
- **穴　性**：和胃降逆，寧心安神．
- **解　剖**：白線上．剣状突起を触知することが多いが，人によっては深部に向いている場合には触れにくい．

臨床のヒント

　動悸，心煩，心痛，嘔吐，げっぷなど．胃気上逆があると，本穴付近に緊張，圧痛が現れやすい．

16 中庭 ちゅうてい：CV16

- **部位** ○：前胸部，前正中線上，胸骨体下端中点．
  - ●：膻中穴の下1寸6分，胸骨体正中線上に取る．

> 6分下に変更とされている．しかし，膻中の下1寸6分というのは，第5肋間にあることを示唆する表現であるが，胸骨体下端と一致するとみなされることから，異同はないものと考えている．

- **字　義**：膻中にある宮殿を祭る手前の庭（中庭）にあたる部位にある穴の意．
- **穴　性**：理気降逆，寛胸理気．
- **解　剖**：胸骨体下端（胸骨剣状突起結合部）．

臨床のヒント

胸腹部の脹満，嘔吐，心痛など．

17 膻中 だんちゅう：CV17―心包の募穴，気会

- **部位** ○：前胸部，前正中線上，第4肋間と同じ高さ．
  - ●：両乳頭を結ぶ線（第4肋間）が，胸骨体正中線と交わるところに取る．

> 取穴部位の相違はない．

- **字　義**：膻は心臓の下にある膈膜，心包を指す．心包経の募穴．気会．
- **穴　性**：調理気機，宣肺降逆，寛胸化痰，**通乳寧神**
- **解　剖**：胸骨体上．

臨床のヒント

　動悸，心煩，心痛，咳嗽など．狭心症，心筋梗塞などの際に本穴に圧痛が生じやすい．刺激のドーゼが難しいが，誤治（強刺激）になると命に関わる場合があるので，細心の注意が必要である．かつて，深刺したところが，胸骨に欠損の見られた骨の奇形があったために縦隔臓器を傷つけて死に至った症例が報告された．骨があるから深刺しても大丈夫とはいえないケースがあることを示唆するものである．

18 玉堂 ぎょくどう：CV18

部位○：前胸部，前正中線上，第3肋間と同じ高さ．
　　　●：左右第3肋間の高さで，胸骨体正中線上に取る．

> 取穴部位の相違はない．胸骨角を確認して第2肋骨を触知し，そのすぐ下に位置する第2肋間から1肋骨下の第3肋間を確認する．

字　義：玉は大事な，堂は神殿，神のいるところ，心のある部．
穴　性：寛胸止咳，清利肺気．
解　剖：胸骨体上．

臨床のヒント

胸痛，咳嗽など．

19 紫宮 しきゅう：CV19

部位○：前胸部，前正中線上，第2肋間と同じ高さ．
　　　●：左右第2肋間の高さで，胸骨体正中線上に取る．

> 取穴部位の相違はない．胸骨角を確認して第2肋骨を触知し，そのすぐ下にある第2肋間と正中線との交点にある．

字　義：天帝の住まい，天子のいるところ，神仙のいるところ，
　　　　　心のある部．
穴　性：寛胸止咳．
解　剖：胸骨体上．

臨床のヒント

胸痛，咳嗽など．

20 華蓋 かがい：CV20

部位○：前胸部，前正中線上，第1肋間と同じ高さ．
　　　●：天突穴の下2寸，胸骨角上際正中線上に取る．

> 第2肋骨の付着する胸骨角の上際中央から，第1肋間隙の正中と表現が変更されたが，部位は同じとされている．しかし，天突の下1寸に璇璣をと

り，璇璣から中庭(胸骨体下端)までの8寸を5等分するとそれぞれ1寸6分で穴が定まることになる．したがって，6分下にとるべきと考える．

- **字　義**：肺の蔵の象(かたどり)，肺を表す．
- **穴　性**：寛胸止咳，清肺化痰．
- **解　剖**：胸骨柄上．

臨床のヒント

胸痛，気喘，咳嗽など．

21 璇璣 せんき：CV21

- **部位○**：前胸部，前正中線上，胸骨上窩の下方1寸(天突の下方1寸)．
  - ●：天突穴の下1寸，胸骨柄正中線上に取る．

取穴部位の相違はない．ただし，1寸は頸窩から胸骨体下端までの9寸を基準とする．

- **字　義**：天突から中庭までを北斗になぞらえ，上から2番目の第2星(璇)にあたる意．璣は角のある玉．上から2番目で，胸骨角の上にある穴の意．
- **穴　性**：寛胸止咳．
- **解　剖**：胸骨柄上．

臨床のヒント

胸部脹満・疼痛，咳嗽，気喘など．

22 天突 てんとつ：CV22

- **部位○**：前頸部，前正中線上，胸骨上窩の中央．
  - ●：頸窩の中央に取る．

取穴部位の相違はない．胸骨上窩と頸窩は同じである．

- **字　義**：胸中より天の部(頸部)に急に出る部．
- **穴　性**：宣肺止咳，降逆化痰，清利咽喉，利咽清音．

23 廉泉 れんせん：CV23

- **部位** ○：前頸部，前正中線上，喉頭隆起上方，舌骨の上方陥凹部．
  - ●：喉頭隆起の上際で舌骨との間に取る．
  > 喉頭隆起の上際から，さらに上方の舌骨の上際に移動した．
- **字　義**：廉は角，泉は泉，陥凹部．喉頭の上方の角にある陥凹部の意．
- **穴　性**：利喉舌，清咽開音．
- **解　剖**：舌骨の上際．

臨床のヒント
言語障害，舌の運動異常．

24 承漿 しょうしょう：CV24

- **部位** ○：顔面部，オトガイ唇溝中央の陥凹部．
  - ●：オトガイ唇溝の正中に取る．
  > 取穴部位の相違はない．
- **字　義**：承はうける，漿は糊状・粥状の飲み物．飲み物を飲むときに唇に付くところ．
- **穴　性**：去風通絡，通調任督．
- **解　剖**：口輪筋．

臨床のヒント
顔面麻痺，歯痛など．

3. 手太陰肺経
Lung Meridian (LU)

流注　中焦（中脘）に起こり，下って水分で大腸をまとい，還って胃口をめぐり，横隔膜を上がって肺に属する．ついで気管，喉頭をめぐり，横に腋窩に出て上腕内側をめぐり，少陰・心主の前を行き肘窩（尺沢）に下る．前腕の前面橈側をめぐって橈骨動脈拍動部に入り，母指球より母指末端に終わる．その支なるものは，手関節の上（列欠）より示指の末端に入り手陽明大腸経に連なる．

主要病証

- 手太陰肺経の証候：悪寒，発熱（または自汗，悪風），手腕冷痛，欠盆の中が痛む，肩腕の痛み．
- 肺の証候：咳嗽，喘逆，胸悶脹満，心煩，手足心熱（掌，足の裏がほてったり胸が苦しくなる），小便の回数が多いが量は少ない，息切れ．

42　3. 手太陰肺経

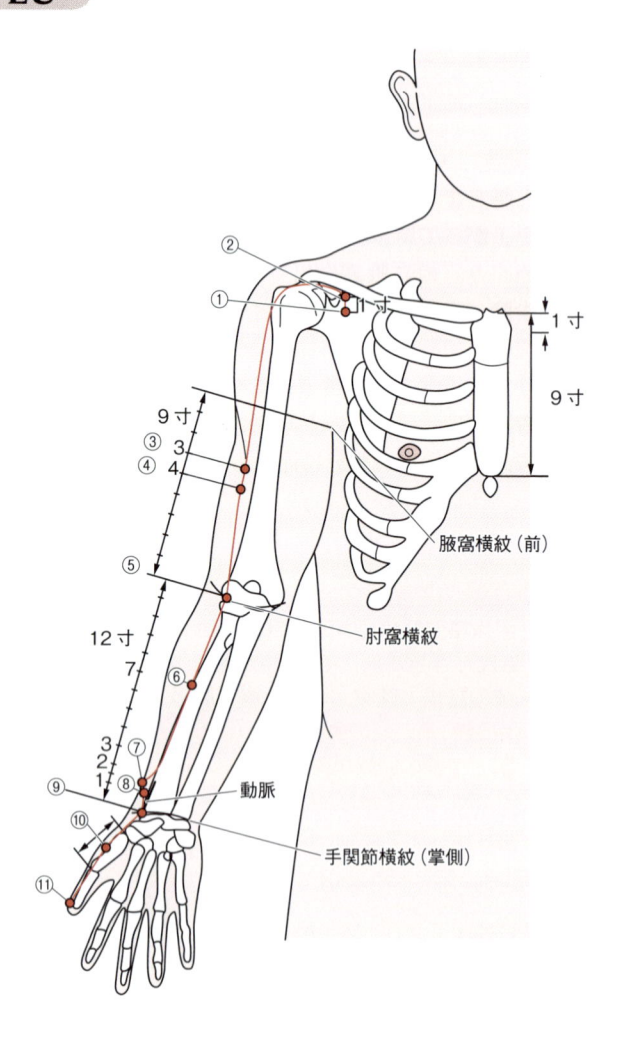

LU

1寸
9寸
9寸
3
4
12寸
7
3
2
1

腋窩横紋（前）

肘窩横紋

動脈

手関節横紋（掌側）

1 中府 ちゅうふ：LU1—肺の募穴

- **部位**〇：前胸部，第1肋間と同じ高さ，鎖骨下窩の外側，前正中線の外方6寸（雲門の下方1寸．庫房，彧中，華蓋，中府は第1肋間の高さに並ぶ）．
  - ●：雲門穴の下1寸に取る．

> 取穴部位の相違はない．鎖骨下窩の陥凹部で烏口突起の内方に雲門穴をとり，その下1寸にある．第1肋間と同じ高さとされるが，この部位で第1肋間を触れることはないため，雲門の下1寸でとることになる．なお，天突と中庭の間が9寸であり，1/9を目安とする．正中から外方6寸は，正中線から乳頭線までが4寸であり，そこから外側に2寸延長してとることになるが，実際上は烏口突起内方（内縁）までを6寸とすればよい．

- **字　義**：中は中焦の気を指し，府は集まる意．中焦の気がこの部に集まるところ．あるいは，中はあたる，府は肺，肺のあるところに一致する穴の意．肺の募穴．
- **穴　性**：宣散肺気，養陰補脾．
- **解　剖**：大胸筋，小胸筋．

臨床のヒント

咳嗽，胸痛，煩満など．肺の募穴であり，肺（臓）の異常があるかどうかを知る目安となる．風邪の初期では，硬結，緊張，圧痛が顕著であり，左右差も明確である．胸中煩悶，喉の痛みなどにも使用可能．

2 雲門 うんもん：LU2

- **部位**〇：前胸部，鎖骨下窩の陥凹部，烏口突起の内方，前正中線の外方6寸（鎖骨胸筋三角の中央．気戸，兪府，璇璣，雲門は鎖骨下縁に並ぶ）．
  - ●：鎖骨下窩にあり，烏口突起の内縁，動脈拍動部に取る（鎖骨下動脈）．

> 取穴部位の相違はない．鎖骨下端を触知し，外方になぞると硬い骨にあたる（烏口突起）．その内側の窪みが雲門穴である．

44　3．手太陰肺経

| **字　義**：雲は天の気，門は出入口．鎖骨より上を天の部といい，天の部より経の気血の入ってくるところの意．
| **穴　性**：宣調肺気．
| **解　剖**：三角筋と大胸筋の間，腋窩動脈．

臨床のヒント

咳嗽，胸痛，胸中煩悶，喉の痛みなどにも使用可能．

3　天府　てんぷ：LU3

| **部位**○：上腕前外側，上腕二頭筋外側縁，腋窩横紋前端の下方3寸（腋窩横紋前端と尺沢を結ぶ線の腋窩横紋前端から1/3の高さで，上腕二頭筋外縁）．
|　　　●：上腕部にあり，腋窩横紋前端から尺沢穴に向かって下がること3寸，上腕二頭筋の筋溝に取る．同身寸：腋窩横紋前端から尺沢まで9寸．

> 腋窩横紋前端と尺沢を結ぶ線の上から1/3の高さで，上腕二頭筋外縁にとる．縦の基準は，腋窩横紋の下3寸で変更はないが，横の位置関係が上腕二頭筋長頭と短頭の間から，二頭筋の橈側（外側）縁にシフトした．

| **字　義**：天は天蓋．肺は五臓の天蓋であり，府は臓腑．肺気の集まる穴の意．
| **穴　性**：宣通肺気，清熱散結．
| **解　剖**：上腕二頭筋．

臨床のヒント

喉腫，上腕痛など．上腕二頭筋の炎症の際に，疼痛，圧痛が生じやすい．また，風寒の邪を受けて手太陰経筋が障害されると肩関節痛を生じて，肩関節の挙上困難となることが多い．このようなときに，本穴や俠白穴を直接使ってもよいが，魚際穴の最圧痛点への軽微な刺激で，肩関節から上腕二頭筋の挙上時痛が改善することが多い．なお，上腕二頭筋長頭腱腱鞘炎による肩関節の屈曲（前方挙上）時痛は，発生頻度が高いにもかかわらず見逃しやすいので注意が必要である．特に肩を露出して寝たために，風寒の邪を受けて発症し

やすく，何も思いあたる原因がなく，朝目ざめると肩が痛くなった場合は本症を疑う．種々の検査法があるが，上腕二頭筋の力コブの部分を強く摘んで痛みがあれば，それだけで可能性が高い．

4 侠白 きょうはく：LU4

- **部 位**○：上腕前外側，上腕二頭筋外側縁，腋窩横紋前端の下方4寸．
  - ●：上腕部にあり，腋窩横紋前端から尺沢穴に向かって下ること4寸，尺沢穴の上5寸，上腕二頭筋の筋溝に取る．

> 天府に同じ．腋窩横紋の前端と尺沢を直線的に結ぶ線の下4/9で，上腕二頭筋の外縁（橈側）にある．また，「侠」から「俠」字へ変更された．

- **字　義**：俠は差し挟む．白は五行の肺金に属し，肺を表す．いわゆる肺を差し挟むところにある穴の意．
- **穴　性**：宣通肺気．
- **解　剖**：上腕二頭筋．

臨床のヒント

咳嗽，心痛，上腕内側痛など．上腕二頭筋長頭腱炎が疑われる場合に，天府，侠白穴付近を圧迫すると反対側に比して顕著な圧痛が見られる．上腕二頭筋の筋肉痛（経筋病）に対する局所治療として，天府とともに本穴を使用しても良い．腱の付着部の炎症があれば，筋腹，停止部にまで圧痛が出現する．したがって，上腕二頭筋の圧痛が反対側より顕著であれば，起始部かどこかに異常があることを示唆する所見である．

5 尺沢 しゃくたく：LU5—合水穴

- **部 位**○：肘前部，肘窩横紋上，上腕二頭筋腱外方の陥凹部（肘を屈曲し，肘窩横紋上で曲池と曲沢の間）．
  - ●：肘窩横紋上にあり，上腕二頭筋腱の橈側に取る．

> 取穴部位の相違はない．肘を軽く屈曲すると肘関節前面に上腕二頭筋腱が大きく触知できる．そのすぐ橈側にとり，肘を伸ばすと，圧痛点が触知できる．

| **字　義**：尺は前腕を指し，沢は陥凹部，したがって，前腕部の陥凹部にある穴の意．合水穴．
| **穴　性**：清泄肺熱，粛降肺気．
| **解　剖**：上腕二頭筋腱．

臨床のヒント

　咳嗽，胸満，潮熱，咽痛，肘痛など．肺経の合穴であり，合穴の主治（逆気而泄）から，肺の気逆証である咳，くしゃみ等に有効である．また，合穴は経別の経脈から分かれる部位であり，肺の臓の異常の際に圧痛，硬結が生じやすく，治療点となる．その他，穴性から粛降作用を高める働きがある．胸がつまる，息苦しい，咳，鼻水が多いなどのときに用いると，余分な水分を腎まで降ろし（粛降），利尿を促進することになる．

6　孔最　こうさい：LU6―郄穴

| **部　位**○：前腕前外側，尺沢と太淵を結ぶ線上，手関節掌側横紋の上方7寸（尺沢の下方5寸で，尺沢と太淵を結ぶ線の中点の上方1寸）．
|　　　　　●：前腕前橈側にあり，太淵穴の上7寸，尺沢穴の下3寸に取る．＜骨度：尺沢から太淵まで1尺＞

> 前腕の骨度が1尺から1尺2寸に変更になったため，太淵の上7寸は同じでも，尺沢からは3寸（旧）と5寸（新）との違いがある．

| **字　義**：孔はすき間，最は著しい．したがって，最も大きなすき間，腕橈骨筋の尺側にある大きな間隙にある穴の意．
| **穴　性**：理気潤肺，清熱止血．
| **解　剖**：腕橈骨筋，円回内筋．

臨床のヒント

　咳嗽，咽痛，肘痛など．肺経の郄穴であり，肺経および肺（臓）

の異常があるときに反応が出現しやすい．腕橈骨筋と円回内筋の交叉する部位に相当する．痔出血の特効穴ともされている．従来の位置よりも，新しい取穴部位の方が反応が現れやすい．

7　列欠（缺）れっけつ：LU7
―絡穴，任脈の代表穴（八脈交会穴；八宗穴），四総穴

- **部位**○：前腕橈側，長母指外転筋腱と短母指伸筋腱の間，手関節掌側横紋の上方1.5寸．
  - ●：前腕前橈側にあり，太淵穴から尺沢穴に向かい上1寸5分で，動脈拍動部のやや橈側に取る（両手の母指と示指を交叉して，示指の先端が橈骨にあたるところに取る）．

> 前腕の骨度の変更によって，縦軸方向には若干遠位へずれるが，違いは軽度である．一方，横軸方向では，橈骨動脈のやや橈側（外方）から，さらに外側にずれ，短母指伸筋腱と長母指外転筋腱の間に取穴することとなった．また，経穴の漢字表記に「欠」字が用いられるようになった．

- **字　義**：列は並ぶ，缺（欠）は破れる・欠けるで，橈骨茎状突起の外側の骨の間隙にある穴の意．
- **穴　性**：宣肺疏風，通経活絡，通調任脈．
- **解　剖**：短母指伸筋腱，長母指外転筋腱．

臨床のヒント

　頭痛，項痛，咽頭痛など．肺経の絡穴であり，肺（臓）の異常のあるときに経脈を通じて調整することができる．四総穴の1つ（「頭項の病は列欠に尋ねる」）であり，頭痛や後頭部・後頸部痛に使用できる．また，八宗穴の1つであり，任脈と関連する経穴でもある．本穴を使って任脈にも影響を与える．このことは，陰虚による掌中の熱感がある場合にも使用できる．原因のよくわからない頭痛に使ってみるのも一法である．また，風邪の初期の後頭・後頸部痛にも有効である．

8 経渠 けいきょ：LU8—経金穴

部 位○：前腕前外側，橈骨茎状突起と橈骨動脈の間，手関節掌側横紋の上方1寸．
　　　●：前腕前橈側にあり，太淵穴の上1寸，動脈拍動部に取る．

> 前腕の骨度の変更から，縦軸には若干遠位へ移動．横軸には，橈骨動脈拍動部から，動脈と茎状突起の間へと外側（橈側）にシフトしている．

字　義：経は山から一条になって流れる川，渠は溝．溝に山から一条になって流れる川．橈骨と橈側手根屈筋の間の溝の中に橈骨動脈が上から一条になって流れてきている状態のところにある穴の意．経金穴．

穴　性：宣肺理気，止咳平喘．

解　剖：橈骨動脈，橈骨茎状突起．

臨床のヒント

足の裏の痛みに効あるとされる（資生経）．経金穴であり，呼吸器系の愁訴に対して用いるとよい．

9 太淵 たいえん：LU9—兪土穴，原穴

部 位○：手関節前外側，橈骨茎状突起と舟状骨の間，長母指外転筋腱の尺側陥凹部（手関節掌側横紋の橈側，橈骨動脈上）．
　　　●：手関節前面横紋の橈側端の陥凹部，動脈拍動部に取る．

> 取穴部位の相違はない．いずれも動脈拍動部となっており，手関節横紋は，1つではなく複数現れることが多いが，遠端横紋と定義されている．

字　義：太は大きい，淵は水の深く湛えたところ，すなわち陥凹部．大きく深い陥凹部，橈骨と手根骨の間の大きく深い淵のような陥凹部にある穴の意．兪土穴，原穴，脈会．

穴　性：去風清肺，止咳化痰．

解　剖：橈骨茎状突起は解剖学的な先端を指し，橈側に突出した部（高骨）を指すものではないが，高骨の部と考えるべきである．

臨床のヒント

肺経の原穴であることから，肺の経脈病症に対して有効である．なお，肺は皮膚を主ることから，肺経上の経穴はあまり深刺しない方がよい．また，動脈に直接刺入するべきではない．

10 魚際 ぎょさい：LU10—榮火穴

- 部位○：手掌，第1中手骨中点の橈側，赤白肉際．
  - ●：第1中手指節関節の上，橈側陥凹部，表裏の肌目に取る．
  - （別説1）母指球部橈側，第1中手骨のほぼ中央，表裏の肌目，陥凹部に取る．
  - （別説2）大菱形骨と第1中手骨底の間の陥凹部に取る．

> 別説1であった経穴部位に変更された．

- 字　義：魚はさかな，際はきわ．母指球部が魚の形に似ているのでこの部を魚腹という．いわゆる魚腹の際，骨との境にある穴の意．榮火穴．
- 穴　性：清肺熱，利咽喉．
- 解　剖：母指球（短母指外転筋，母指対立筋）．

臨床のヒント

肺経の榮火穴であり，肺経上の熱を取る経穴である．したがって，扁桃腺炎などの喉の痛みに対しても瀉法で用いても効果がある．また，手太陰経筋病である肩前面部の疼痛（上腕二頭筋長頭腱腱鞘炎）等に対しては即効性があり，本穴にわずかに皮内鍼を0.5mm程度横刺するのみで即座に肩関節前面部の動作時痛が消失することが多い（切皮でも可）．自発痛や安静時痛，夜間痛は適応ではない．圧痛は，中手骨中央の橈側から，さらに魚腹に入ったところに中手骨と平行に索状の緊張と圧痛を触知することが多い．また，魚腹は胃の絡脈の状態を反映するといわれており，胃に熱あれば赤く，冷えがあれば青くなることが多い．

　—**客観的データ**：肩関節前面部の疼痛を有する症例では，ほぼ100％に圧痛が認められる．なお，手陽明経筋病と合併する場合が

あり，この場合は，魚際と二間または三間穴を使うと良い．

11 少商 しょうしょう：LU11―井木穴

- **部位**〇：母指，末節骨橈側，爪甲角の近位外方0.1寸（指寸），爪甲橈側縁の垂線と爪甲基底部の水平線との交点．
  - ●：母指橈側爪甲根部，爪甲の角を去ること1分に取る．
  > 取穴部位の相違はない．
- **字　義**：少は小さいで末端を，商は五音の1つで肺を表し，肺経の末端にある穴の意．井木穴．
- **穴　性**：清熱，利咽，回陽救逆．
- **解　剖**：橈骨神経浅枝（知）．

（臨床のヒント）

　肺経の井穴であり，心下満（心窩部の膨満感）にも効あるが，扁桃腺炎の際に刺絡すると奏効することが多い．魚際は滎火穴であることから，本穴も咽喉部の腫痛にも有効であり，尺沢は肺陰虚や肺の陰液不足による喉の違和感に使用できる．

　井穴の取穴部位は，中衝を除いてすべて爪甲根部に位置する．しかし，反応としてはその場所からニラ（韮）の葉1枚程度指腹に向かったあたりに顕著な圧痛の出現することがあり，機械的な取穴に留まることなく，よく反応を観察する必要がある．とくに，本穴の反応は，指腹側にシフトすることが多いようである．

4. 手陽明大腸経
Large Intestine Meridian (LI)

流注　示指末端（商陽）に起こり，示指の橈側白肉際をめぐり第1中手骨と第2中手骨の間に出て橈骨に沿って上がり，肘窩横紋の外端（曲池）に入る．上腕の外側を上行して，肩峰突起の外端の肩髃に至り，巨骨を過ぎ，大椎穴に至って諸経と会する．大椎より下って鎖骨上窩（欠盆）を経て下行し，肺をまとい，下って横隔膜を貫き大腸に属する．その支なるものは鎖骨上窩（欠盆）より別れて頸部に上がり，頬を貫いて下歯中に入り，還り出て左右に別れて口を挟み，鼻下の人中に交わり，左は右に，右は左に行き，左右交叉して，鼻孔を挟んで鼻翼両側（迎香）に終わる．ついで足陽明胃経に連なる．

主要病証

- 手陽明大腸経の証候：鼻衄（鼻血），水様性の鼻汁，歯痛，咽喉腫痛，頸部の腫れ，口渇，頸肩腕部の痛み，上肢外側前面の痛み，示指の痛みや麻木（痺れ），運動障害．
- 大腸の証候：腹鳴，腹痛，大便泄瀉，赤白痢（血便），大便秘結（便秘）．

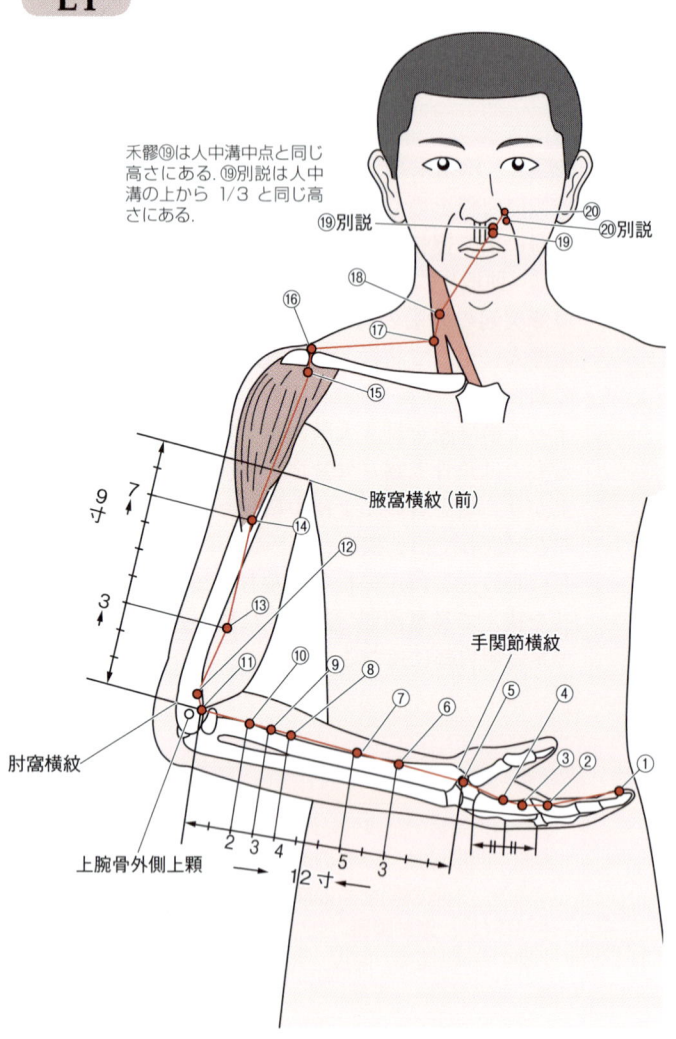

4. 手陽明大腸経

LI

禾髎⑲は人中溝中点と同じ高さにある. ⑲別説は人中溝の上から 1/3 と同じ高さにある.

⑲別説　⑳別説

腋窩横紋（前）

手関節横紋

肘窩横紋

上腕骨外側上顆

9寸　3寸　12寸

4．手陽明大腸経　53

1　商陽　しょうよう：LI1—井金穴

- **部　位**〇：示指，末節骨橈側，爪甲角の近位外方0.1寸（指寸），爪甲橈側縁の垂線と爪甲基底部の水平線の交点．
  - ●：示指橈側爪甲根部，爪甲の角を去ること1分．

  > 取穴部位の相違はない．

- **字　義**：商は五音の1つで金を表し，陽は陽経．金に属して陽経（大腸経）の始まりの穴の意．井金穴．
- **穴　性**：泄熱消腫，開竅醒神．
- **解　剖**：正中神経浅枝（知）．

臨床のヒント

　大腸経の井穴である．咽喉部の腫痛，あごの腫痛，下歯の腫痛などに刺絡して効あることがある．扁桃腺炎に対して点状刺絡で効あることが多い．この場合，商陽穴を圧迫して顕著な圧痛があり，同部の色が他の部位に比して赤黒くなって（鬱血して）いると効果的な場合が多い．

2　二間　じかん：LI2—榮水穴

- **部　位**〇：示指，第2中手指節関節橈側の遠位陥凹部，赤白肉際．
  - ●：第2中手指節関節の下，橈側陥凹部．

  > 取穴部位の相違はない．従来は，下と表現されたものが，解剖学的な記述に準拠して，遠位部とされただけである．以下，同様な記述が多い．第2中手指節関節橈側の遠位（下方）の陥凹部で，赤白肉際にある．

- **字　義**：二番目の節間にある穴の意．
- **穴　性**：散風，清熱，消腫．
- **解　剖**：橈骨神経（知）．

臨床のヒント

　大腸経の榮水穴である．大腸経上の炎症がある場合に，補法で（水を補って熱を消去する）効あることが多い．したがって，歯痛や扁桃腺炎，麦粒腫などにも効あることが多い．肩甲間部のこり痛

みは手陽明経筋と密接に関連する．本穴，三間，合谷，手三里などを使うことによって，肩甲間部の動作時の疼痛やこりをとることができる．沢田流の二間も麦粒腫に対して有名であり，場所は基節骨と中節骨の横紋の頭にとる．灸をして熱さを感じないときは，熱くなるまで多壮灸をするとよい．

3 三間 さんかん：LI3—兪木穴

- **部位** ○：手背，第2中手指節関節橈側の近位陥凹部．
  ●：第2中手指節関節の上，橈側陥凹部．

> 取穴部位の相違はない．第2中手指節関節橈側の近位（上方）の陥凹部にある．

- **字 義**：三番目の節間にある穴の意．
- **穴 性**：散風，行気，清熱．
- **解 剖**：橈骨神経（知）．

臨床のヒント

大腸経の兪木穴である．兪穴は，「体重節痛」に対して効あり．大腸経に沿っただるさ，節々の痛みがある場合に効あることがある．特に肩から前腕の大腸経上の重だるさがある場合に，切皮置鍼あるいは皮内鍼を0.5mm程度刺入すると，瞬間的に症状の消失することがあり，非常に興味深い．

4 合谷 ごうこく：LI4—原穴（四総穴の1つ）

- **部位** ○：手背，第2中手骨中点の橈側．
  ●：第1・2中手骨底間の下，陥凹部，第2中手骨よりに取る．

> 中手骨底から中手骨中央に移動した．

- **字 義**：合は合う，谷は山間の窪み．山間の窪みの閉じるところ，第1・2中手骨の間の陥凹部にある穴の意．
- **穴 性**：鎮痛安神，通経活絡，疏風解表．
- **解 剖**：橈骨神経（知）．

> **臨床のヒント**

　大腸経の原穴であり，大腸の腑および大腸経の異常に使うことができる．四総穴の1つであり（面目の病は合谷に収む），顔面部疾患，目の異常に効あるとされている．目の充血，鼻血，歯痛，喉の腫痛，顔面神経麻痺，顔面痛など，多彩な症状に使用される．本穴は刺鍼時の得気が得られやすいことから，鍼麻酔や鍼通電刺激による鎮痛効果を期待する際に頻用される．しかし，不用意に刺鍼するとあまりにも鍼の得気感覚が強く，電撃痛を自覚したためにその後鍼治療に恐怖感を持つようになる恐れがあることから，初心者の場合には，強い響（ひびき）感覚を起こさないようにする必要がある．

　疏風解表作用があることから，風邪の初期治療にも使うことができるが，表寒実証が適応である．気滞の際にも反応が出現しやすいが，このときは皮膚表在の緊張している部位を探すとよいと思われる．軽く皮膚を摘んでもっとも顕著な皮膚の痛みのある部位が目安となる．刺鍼は，気滞に対する処置が目的であれば，できるだけ浅い方がよいようである．

5　陽渓（谿）ようけい：LI5―経火穴

| 部位 ○ ： 手関節後外側，手関節背側横紋橈側，橈骨茎状突起の遠位，タバコ窩の陥凹部．
　　　● ： 手関節後橈側にあり，母指を伸展してできる長・短母指伸筋腱の間の陥凹部．

> 取穴部位の相違はない．母指を外転したときにできる長・短母指伸筋腱の間の陥凹部（タバコ窩）にとる．手関節横紋の橈側とは必ずしも一致しない場合があるが，タバコ窩の陥凹部にとればよい．

| 字　義：陽は背部（手関節背面），渓（谿）は谷より大きいもので，陥凹部を指す．手関節背面の陥凹部にある穴の意．経火穴．
| 穴　性：清熱散風，明目利咽．
| 解　剖：長・短母指伸筋腱．

臨床のヒント

ド・ケルバン de Quervain病（長母指外転筋，短指伸筋腱の腱鞘炎）の際に圧痛が生じやすい穴である．局所治療として，本穴を構成している2本の炎症を起こした腱の最圧痛点に正確に鍼を刺入して，響（ひびき）を確認して抜鍼（軽刺激）すると，直後から疼痛が軽減することがある．なお，経筋治療では，魚際，外魚際（仮称：中手骨背側面の圧痛点），三間などの圧痛点に皮内鍼を固定すると鎮痛の見られることが多い．正確に強い圧痛点を探す必要がある．

6 偏歴 へんれき：LI6―絡穴

- **部位**○：前腕後外側，陽渓と曲池を結ぶ線上，手関節背側横紋の上方3寸（陽渓から曲池を結ぶ線の下から1/4）．
  - ●：前腕後橈側にあり，陽渓穴から曲池穴に向かい上3寸．

> 前腕の骨度の変更により，若干遠位へ移動．陽渓から曲池を結ぶ線上で，手関節横紋から3寸（下から1/4）にとる．

- **字 義**：偏は片端，歴はめぐる．前腕背面の片端をめぐる経中にある穴の意．絡穴．
- **穴 性**：清熱疏肺，通調水道．
- **解 剖**：長・短母指伸筋腱．

臨床のヒント

大腸経の絡穴である．鼻血，目の充血，咽の痛みなど．絡穴は，経別の代表穴であり，経脈上の経穴でもって，臓腑（大腸）を治療することができる．また，肺と大腸を連絡するのが絡穴であり，本穴で肺経と大腸経に影響を及ぼすことができる．臓腑病では，原穴と絡穴を併用する原・絡配穴されることが多いようである．

7 温溜 おんる：LI7―郄穴

- **部位**○：前腕後外側，陽渓と曲池を結ぶ線上，手関節背側横紋の上方5寸．

- ●：前腕後橈側にあり，陽渓穴から曲池穴に向かい上5寸，長・短橈側手根伸筋の間．

> 前腕の骨度の変更により，若干遠位へ移動．前腕は，回内・回外中間位とし，陽渓と曲池を結ぶ線の下から5寸にとる(中央の下1寸)．

- **字　義**：温は熱，溜は溜まる．熱の溜まるところ，熱病の反応のよく現れるところの意．
- **穴　性**：清熱解毒，調理腸胃．
- **解　剖**：長・短橈側手根伸筋．

臨床のヒント

　大腸経の郄穴である．頭痛，顔面の腫痛，口舌の腫痛など，大腸経の熱証に効あるとされる．

8　下廉 げれん：LI8

- **部位**○：前腕後外側，陽渓と曲池を結ぶ線上，肘窩横紋の下方4寸(陽渓と曲池を結ぶ線上で，上から1/3)．
- ●：前腕後橈側にあり，曲池穴の下4寸，長・短橈側手根伸筋の間．

> 前腕の骨度の変更により，若干近位へ移動．陽渓と曲池を結ぶ線上で，上から1/3(4寸)にとる．

- **字　義**：下は下，廉は陵．肘を少し曲げて深部に斜めに現れる骨稜の下尺側にある穴の意．
- **穴　性**：通腑気，利関節．
- **解　剖**：長・短橈側手根伸筋．

臨床のヒント

　めまい，目の痛み，肘の痛み，腹痛，消化不良，乳房痛など．

9　上廉 じょうれん：LI9

- **部位**○：前腕後外側，陽渓と曲池を結ぶ線上，肘窩横紋の下方3寸．

● ：前腕後橈側にあり，曲池穴の下3寸，長・短橈側手根伸筋の間．

> 前腕の骨度の変更により，若干近位へ移動．陽渓と曲池を結ぶ線上で，上から1/4（3寸）にとる．

| 字　義：骨陵の上にある穴の意．
| 穴　性：通腑気，利関節．
| 解　剖：長・短橈側手根伸筋

臨床のヒント

頭痛，上肢の疼痛・痺れ，腹痛，腹鳴，下痢など．

10 手三里 てさんり：LI10

| 部位○：前腕後外側，陽渓と曲池を結ぶ線上，肘窩横紋の下方2寸．
　　　● ：前腕後橈側にあり，曲池穴の下2寸，長・短橈側手根伸筋の間．

> 前腕の骨度の変更により，若干近位へ移動．陽渓と曲池を結ぶ線上で，上から2寸（1/6）にとる．

| 字　義：三は3，里は村，町で人のいるところ，人の集まるところ，物の集まるところ，気血の集まるところの意．
| 穴　性：去風通絡，調理腸胃，消腫止痛．
| 解　剖：長・短橈側手根伸筋．

臨床のヒント

腹痛，嘔吐，歯痛，顔面部の腫脹，上肢の疼痛・痺れ，目の異常など．本穴は長・短橈側手根伸筋の上に位置しているが，テニス肘で炎症をきたしやすい．テニス肘（上腕骨外側上顆炎）では短橈側手根伸筋の異常をきたしやすい．この場合に本穴付近を触診すると，非常に顕著な圧痛を認めることが多い．肩甲間部のこりに対して効あることが多い（手陽明経筋が肩甲間部に関連している．したがって，手三里，曲池などへの刺激によって，肩甲間部のこりや緊張が緩和することがある）．また，さらに深部には，橈骨と尺骨間

に回外筋が位置する．この筋を橈骨神経が貫通して走行している．前腕の回外動作の反復によって，回外筋の炎症が起こると，二次的に橈骨神経が圧迫されて（絞扼神経障害：回外筋症候群），手背橈側の痺れや痛みを訴えることがあるが，治療部位は本穴の下の回外筋の炎症を静めることである．本穴を深く押圧したとき，あるいは抵抗に逆らって回外させたとき症状の再現があれば，本疾患を疑う必要がある．

11 曲池 きょくち：LI11 ─合土穴

- **部位**〇：肘外側，尺沢と上腕骨外側上顆を結ぶ線上の中点（肘を十分屈曲して，肘窩横紋外端の陥凹部）．
  - ●：肘を屈曲してできる肘窩横紋の外方で，上腕骨外側上顆の前．

> 上腕骨外側上顆の前から，尺沢と上腕骨外側上顆の中間へと少し内側にシフトした．肘を十分屈曲して，肘窩横紋外端の陥凹部にとる．

- **字　義**：曲はまげる，池は地を掘って水を溜めるところで，陥凹部．肘を曲げたところの陥凹部にある穴の意．合土穴．
- **穴　性**：去風解表，清熱利湿，調和気血．
- **解　剖**：上腕骨外側上顆．

臨床のヒント

熱病，上肢の疼痛，咽の腫痛など．本穴への刺鍼によってインスリン分泌が促進されるという報告がある．

テニス肘の局所的選穴の際によく使われる経穴の1つであるが，上腕骨外側上顆を中指先などで軽く叩打するだけで疼痛がある．打腱器での叩打は，時に強い苦痛を与えることがあるので，注意は必要である．

12 肘髎 ちゅうりょう：LI12

- **部位**〇：肘後外側，上腕骨外側上顆の上縁，外側顆上稜の前縁．

●：上腕骨外側上顆の上際で，上腕三頭筋外縁の陥凹部．

> 上腕骨外側上顆の上縁（上際）で，その前方にとることから，前方に移動した．

- **字　義**：肘は肘関節，髎は陥凹部．肘関節の上部の陥凹部にある穴の意．
- **穴　性**：疏筋利節．
- **解　剖**：上腕骨外側上顆．

臨床のヒント

肘の痛み，痺れなど．

13　手五里　てごり：LI13

- **部　位**〇：上腕外側，曲池と肩髃を結ぶ線上，肘窩横紋の上方3寸．
  　　　●：曲池から肩髃穴に向かい上3寸．

> 取穴部位の相違はない．曲池と肩髃を結び，曲池の上3寸にとるが，3寸の基準は，曲池と肩髃間1尺ではなく，腋窩横紋前端と肘窩横紋間9寸を基準とする．

- **字　義**：五番目に多く気血の集まるところの意．
- **穴　性**：疏筋止痛，行気散瘀．
- **解　剖**：上腕三頭筋．深部を橈骨神経幹が通過する．

臨床のヒント

肘の引きつり，肘関節痛．上腕上方後内側から橈骨神経溝に沿って下外方に向かって橈骨神経が走行しており，本穴の下を通過するとされている．

14　臂臑　ひじゅ：LI14

- **部　位**〇：上腕外側，三角筋前縁，曲池の上方7寸．
  　　　●：肩髃から曲池に向かい下3寸．三角筋の前縁．

取穴部位の相違はないとされている．上腕の取穴は，曲池と肩髃の間1尺を基準にしていたが，この規定が削除され，すべて，腋窩横紋と肘窩横紋間9寸を基準とすることになった．したがって，肩髃の下3寸で三角筋前縁にとる．なお，三角筋前縁を忠実にとると，曲池と肩髃を結ぶ線よりも前方にくることが多い．

│字　義：臂は上肢，臑はアシ（肢）の方に接する部分，柔らかい肉の部で三角筋部．上肢の三角筋の下縁にある穴の意．
│穴　性：去風通絡，清熱明目．
│解　剖：三角筋．

（臨床のヒント）

　五十肩の際に頑固な疼痛を自覚する部位の1つである．本穴の深部に索状の筋緊張，圧痛を認める場合が多い．局所治療としては，三角筋前部線維の筋膜症に対して，索状緊張部を正確に取り，同部にソフトな鍼刺激を行うと直後から疼痛の緩解する場合がある．

　筋膜症に対して強刺激はかえって悪化する場合があるので，できるだけ正確にかつ軽刺激が望ましい．響（ひびき）が得られないのは，ツボにあたっていない場合が多いことから，正確に刺鍼しうるように練習する必要がある．下手な鉄砲は数撃てばあたるかも知れないが，下手な鍼はあたらないばかりか，かえって正気を漏らし炎症を悪化させて，症状を悪化させる場合があることを肝に銘じる必要がある．また，患者さんがこの部位を指示してしきりに痛みを訴えるため，圧痛点を選んで刺鍼しても一向に症状の変化が得られない場合には，結節間溝部での炎症の放散痛として自覚されることがあり，結節間溝部，あるいは経筋病として魚際や二間に刺鍼して，症状の軽減，消失することがある．

15　肩髃　けんぐう：LI15

│部位○：肩周囲部，肩峰外縁の前端と上腕骨大結節の間の陥凹部（上腕を外転したとき，肩峰の前に現れる陥凹部）．
　　●：肩関節の前方，肩峰と上腕骨頭の間．

> 取穴部位の相違はない．肩関節を外転して肩峰部にできる前のえくぼ（窪み）にとる．肩関節部の三角筋前部線維（鎖骨部）と中部線維（肩峰部）の間に陥凹部（えくぼ）が出現することから，2つの筋線維の走行を確認すると取穴しやすい．

｜字　義：肩は肩関節，髃は肩の端にある骨．肩峰突起の先端にある穴の意．
｜穴　性：疏風活絡，通利関節，調和気血．
｜解　剖：三角筋，肩峰．

臨床のヒント

　蕁麻疹は外感病（風邪）によって起こることが多いが，本穴に施灸をして著効を示すことがある．この場合に，施灸したときに灸の熱感を感じない場合，あるいは左右差が顕著な場合が適応となる．熱感が自覚されるまで多壮灸するか，左右差を整えるようにすると良い（熱く感じない方に，反対側と同様な熱痛感覚が得られるまで，施灸する）．肩関節痛にも用いられる．

16　巨骨　ここつ：LI16

｜部位○：肩周囲部，鎖骨の肩峰端と肩甲棘の間の陥凹部（棘上窩の外側，鎖骨と肩甲棘の間の陥凹部）．
　　　●：鎖骨外端と肩甲棘の間，陥凹部．（注）肩鎖関節の後方陥中にあたる．

> 取穴部位の相違はない．棘上窩を外側になぞっていくと，鎖骨と肩甲棘の間の陥凹部を触れる．非常に圧痛の現れやすい部位である．

｜字　義：巨は大きい，骨はほね．胸郭の上にある大きな骨，鎖骨のことを巨骨という．
｜穴　性：舒筋利節．
｜解　剖：鎖骨，肩峰．

臨床のヒント

　本穴の下は，棘上筋から腱板への移行部にあたる．したがって，棘上筋を主体とする腱板炎（外転障害，外転時に肩上部に疼痛があ

る)の際，本穴から外下方(大結節方向に向けて)刺鍼することによって腱板炎に対して奏功することがある．なお，肩上部の刺鍼をするときには，刺鍼方向を解剖と照らして慎重にしないと肺を傷害する危険性があることを留意しなければならない．

17 天鼎 てんてい：LI17

- **部 位**○：前頸部，輪状軟骨と同じ高さ，胸鎖乳突筋の後縁(扶突の直下，水突と同じ高さ)．
  - ●：扶突穴の後下方1寸，胸鎖乳突筋後縁．

> 取穴部位の相違はない．喉頭隆起(甲状軟骨)のすぐ下に輪状軟骨の膨隆を触れ，その高さで胸鎖乳突筋後縁にとる．

- **字　義**：天は上で頭部，鼎はかなえ．広頸筋と胸鎖乳突筋を三足と見ると鼎の形に似ている．前の二足に当たる胸鎖乳突筋の外下縁にある穴の意．
- **穴　性**：理気化痰，清咽利膈．
- **解　剖**：広頸筋，胸鎖乳突筋．

臨床のヒント

　局所的配穴として，喉の違和感に対して本穴周囲に数多く切皮程度で置鍼するだけでも喉がすっきりしてくることがある．内出血しやすい部位であり，事前にインフォームド・コンセントをとっておく必要がある．

18 扶突 ふとつ：LI18

- **部 位**○：前頸部，甲状軟骨上縁と同じ高さ，胸鎖乳突筋の前縁と後縁の間．
  - ●：喉頭隆起の外方3寸で下顎角の下方1寸．胸鎖乳突筋の前縁筋中にあたる．

> 甲状軟骨上縁の高さで，胸鎖乳突筋の前縁から，中央に変更となった．

- **字　義**：扶は支える．突は前頸部の突出している部，すなわち喉

頭隆起を表す．喉頭隆起の外側にある穴の意．
- **穴　性**：宣理肺気，利咽喉．
- **解　剖**：胸鎖乳突筋，頸静脈．

臨床のヒント

　川嶋和義[17]によれば，扶突穴は手太陰経別と手陽明経別が本穴で交わる穴とされている．したがって，肺，大腸に異常がある場合に反応が出現しやすく，また，治療ポイントとして活用できると報告している（六合穴）．胃経，大腸経の異常があれば，胸鎖乳突筋を摘むと強い痛みを訴える．痛みの有無から陽明経脈の異常の有無を知ることができる．また治療点の1つとしても用いることができるが，深部には太い頸静脈が走行しているため，深刺すべきではない．

19　禾髎　かりょう：LI19

- **部位○**：顔面部，人中溝中点と同じ高さ，鼻孔外縁の下方（水溝の外方0.5寸）．

　　　別説—人中溝の上1/3の外方で鼻孔外縁の下方（水溝の外方0.5寸）．

- **●**：水溝穴の外5分．

> 水溝の位置が2案併記となったため，人中の中央の外方5分説と人中の上1/3の外方5分説の2説となった．WHO版では口禾髎と記述されるが，和髎と禾髎の中国読みが同一であるために，口禾髎として区別されたものである．日本では読みによる混乱はないことから単に禾髎とされている．

- **字　義**：禾は稲で五行の金に属し，鼻を表し，髎は穴，すなわち鼻の穴を表す．鼻孔の直下にある穴の意．
- **穴　性**：去風開竅．
- **解　剖**：口輪筋，上顎神経（知）．

臨床のヒント

　顔面神経麻痺の際の局所取穴として頻度が高い穴の1つである．表情筋の麻痺をきたすことから，横刺で表情筋を幅広く刺入して低頻度（1〜3Hz）による鍼通電刺激を与えて筋収縮を促すことが多

い．ただし，鍼通電に否定的な意見もある．

20 迎香 げいこう：LI20

部位〇：顔面部，鼻唇溝中，鼻翼外縁中点と同じ高さ．
　　　　別説—顔面部，鼻唇溝中，鼻翼下縁の高さ．
　　　●：(反対側)鼻孔の外方5分，鼻唇溝中．

> いずれも鼻唇溝中であるが，鼻翼下縁の外方か，鼻翼外縁中点の外方の2案併記となった．

字　義：臭いを迎え入れるところ，鼻孔の外方にある穴の意．
穴　性：散風清熱，宣通鼻竅．
解　剖：表情筋．

臨床のヒント

　鼻疾患に対して局所取穴として応用される．アレルギー性鼻炎や花粉症の際の鼻汁過多に対して，局所絡穴として有効である．

5. 足陽明胃経
Stomach Meridian (ST)

流注 鼻根に起こり下って鼻の外(承泣, 四白, 巨髎)をめぐり, 上歯の中に入り, 還り出て唇をめぐり, 人中, 承漿で左右が交わる. ついで下顎下縁をめぐり大迎から頬車をめぐり, 耳前に上がり上関(客主人)を過ぎ, 側頭髪際をめぐり額顱(頭維)に至る. その支なるものは, 大迎の前より人迎穴に下り, 喉嚨をめぐり欠盆に入り, 横隔膜を下って胃に属し脾をまとう. その直行するものは, 欠盆より乳の内廉に下り, 下って臍を挟み気衝に入る. その支なるものは, 胃口の下に起こり, 腹中をめぐり下って気衝に合す. 気衝から大腿前外側を下り, 膝関節をめぐり, 下腿前外側を下り足の第2指外端に終わる. その支なるものは, 足三里の下方で別れ, 下腿前外側を下り先の本経に合する. その支なるものは, 衝陽から別れて第1指に至り, 足の太陰脾経に連なる.

主要病証

- 足陽明胃経の証候：発熱, 咽喉腫痛, 鼻衄, 歯痛, 口眼歪斜(顔面神経麻痺), 胸腹部痛, 下肢外側痛, 足背部痛, 足の中指の麻木(痺れ)および運動障害.
- 胃の証候：胃脘痛, 嘔吐, 消穀善飢(食べても食べてもお腹がすく), 腹脹, 水腫, 驚き恐れる, または発狂.

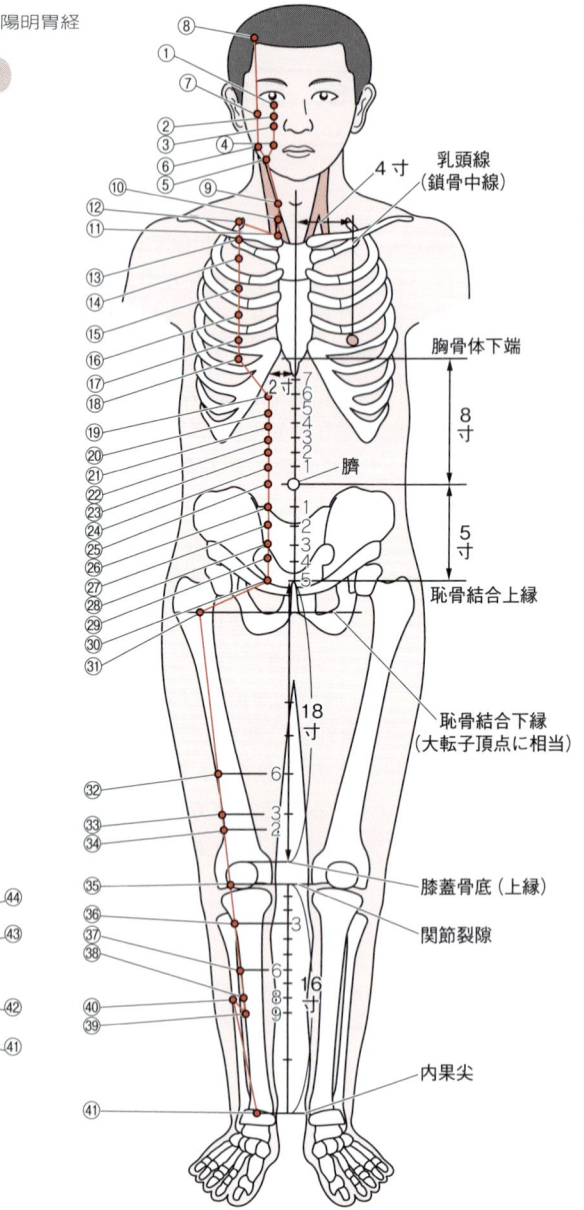

ST

5. 足陽明胃経

乳頭線（鎖骨中線）
4寸

胸骨体下端

8寸

臍

5寸

恥骨結合上縁

恥骨結合下縁（大転子頂点に相当）

18寸

膝蓋骨底（上縁）

関節裂隙

16寸

内果尖

1 承泣 しょうきゅう：ST1

部位○：顔面部，眼球と眼窩下縁の間，瞳孔線上．
　　　●：瞳孔の下7分，眼窩下縁の中央，正視させて取る．

> 瞳孔線上で，眼窩下縁から眼球と眼窩下縁の間へとわずかに上方へ移動した．眼球と眼窩下縁の間の陥凹部にとる．

字　義：承はうける．泣は泣く，涙．涙を受ける．涙が落ちる場所にある穴の意．
穴　性：散風泄火，疏邪明目．
解　剖：眼輪筋，上顎神経（知）．

臨床のヒント

　局所効果としては，目の疾患や愁訴に対して効果が期待される．下眼窩の外1/3から，上向き30度，内向き30度で，眼球の後ろにある毛様体神経節に刺鍼して眼科愁訴を治療する方法として，毛様体神経節刺鍼があるが，本穴の外方の眼窩陥凹部が刺鍼部位である．しかし，眼窩内への刺鍼は危険を伴うことから，熟練を要し，不用意に刺鍼すべきではないと思われる．

2 四白 しはく：ST2

部位○：顔面部，眼窩下孔部．
　　　●：瞳孔の下1寸，眼窩下孔部，正視させて取る．

> 取穴部位の相違はない．注意深く触診すると，骨の陥凹部を触知できる．その部にとる．この部位を圧迫すると，ツーンとする神経刺激独特の痛みを自覚する．

字　義：四は，四方，周囲．白は，しろ，明るい，盃（眼窩を象る）．盃のような眼窩の周囲にある穴の意．
穴　性：去風明目．
解　剖：眼輪筋，上顎神経（三叉神経第2枝）（知）．

臨床のヒント

　眼科疾患，顔面部疾患（麻痺，三叉神経痛など）．

本穴が，三叉神経第2枝の出口に相当することから，三叉神経痛に対して使われる．また，食べ過ぎや飲み過ぎなど，水分の過剰摂取をする人が食事や飲水の後で，くしゃみとともに鼻水がでる場合があるが，これは，陽明経から過剰な津液があふれ出てくることによるが，豊隆や公孫などのほかに局所取穴としても使うことができる．

　目に何らかの異常があるときは，目の周囲にある経穴に顕著な圧痛の観察されることが多い．これは，経脈の異常と関連する現象であるが，単に目の回りに刺鍼すればよいのではなく，圧痛のある経穴が有効であることを示唆するものである．さらに，その経脈上の経穴や兪募穴といった，関連する臓腑・経脈の異常を調整する必要があることを示唆している．

3 巨髎 こりょう：ST3

- **部位**○：顔面部，瞳孔線上，鼻翼下縁と同じ高さ（瞳孔の垂線と鼻翼下縁の水平線の交点）．
  - ●：鼻孔の外8分，瞳孔線上．

> 取穴部位の相違はない．瞳孔からの垂線と鼻翼下縁の水平線の交点にとる．

- **字　義**：巨は，大きい．髎は，骨の陥凹部．鼻の外方で頬骨突起の下部の陥凹部にある穴の意．
- **穴　性**：去風活絡．
- **解　剖**：小頬骨筋，上顎神経（三叉神経第2枝）（知）．

臨床のヒント

　顔面麻痺，歯痛，鼻出血など．四白穴に準ずる．

4 地倉 ちそう：ST4

- **部位**○：顔面部，口角の外方0.4寸（指寸）（口角の外方，鼻唇溝あるいは鼻唇溝の延長線上）．
  - ●：口角の外方4分．

> 取穴部位の相違はない．口角の外方で，鼻唇溝中にとる．ほぼ瞳孔線上に相当する．

- **字　義**：地は，土地．倉は，蔵．穀物を胃に収める口の周りにある穴の意．
- **穴　性**：疏風行気，利機関，扶正鎮痛．
- **解　剖**：口輪筋，眼神経・上顎神経（三叉神経第1・2枝）（知）．

臨床のヒント

　口角のゆがみ，流涎など．顔面神経麻痺で，口輪筋の収縮が十分でない場合に，本穴から禾髎および承漿穴に向かって横刺することによって，口輪筋を効率的に刺鍼できる．その上で，低周波通電を行うことによって，口輪筋の麻痺を選択的に刺激することができる．

5　大迎　だいげい：ST5

- **部位**○：顔面部，下顎角の前方，咬筋付着部の前方陥凹部，顔面動脈上．
  - ●：下顎角の前1寸3分の陥凹部，動脈拍動部．

> 取穴部位の相違はない．下顎角の前の咬筋付着部の前方陥凹部で，動脈拍動部にとる．

- **字　義**：大迎骨（下顎骨）の部位にある穴の意．また，承泣からと頭維からの2本の経脈が迎合する部位にある穴の意．
- **穴　性**：疏風散寒，清熱解毒．
- **解　剖**：広頸筋，咬筋，下顎神経（三叉神経第3枝）（知）．

臨床のヒント

　牙関緊急，歯痛など．咬筋の付着部にあたり，顎関節症に対しても使うことができる．

6　頬車　きょうしゃ：ST6

- **部位**○：顔面部，下顎角の前上方1横指（中指）（下顎角の斜め上

方，口を閉じて噛むと咬筋の隆起するところ，力を抜く
と陥凹するところ）．
- ●：下顎角と耳垂下端の間の陥凹部．

> 下顎角の上方から，前上方1横指の咬筋中の陥凹部へと，前方へ移動した．

| 字　義：下顎骨のことを頬車骨とも呼ぶ．下顎部にある穴の意．
| 穴　性：開関通絡，疏風清熱．
| 解　剖：咬筋，下顎神経・大耳介神経（知）．

臨床のヒント

　歯痛，牙関緊急，耳下腺炎など．本穴のすぐ近くを顔面神経が通過している．顔面神経麻痺にも使用することができる．顎関節症などでは，新しい取穴部位の方が反応が現れやすい．

7　下関　げかん：ST7

| 部位○：顔面部，頬骨弓の下縁中点と下顎切痕の間の陥凹部（口
　　　　を閉じ，頬骨弓下方の陥凹部，上関の直下）．
　　　●：頬骨弓中央の下際陥凹部．

> 頬骨弓中央の下際陥凹部から，頬骨弓下縁と下顎切痕との間へと変更され，わずかに下方へ移動している．

| 字　義：下は，した．関は，頬骨弓を指す．頬骨弓中央の下部に
　　　　ある穴の意．
| 穴　性：疏風清熱，通関利竅．
| 解　剖：咬筋，外側翼突筋，下顎神経（三叉神経第3枝）（知）．

臨床のヒント

　歯痛，耳鳴，聾，中耳炎，顎関節痛など．本穴に直刺すると下歯槽神経，やや前方に向けて刺鍼すると上歯槽神経をねらうことができる．歯茎が腫れて痛む，熱いものや冷たいものがしみる，上下の歯を噛み合わせると歯茎が痛むなどの場合に，本穴から上の歯か下の歯かを確認してそれぞれの神経をねらって16号鍼程度の細目の鍼で刺鍼する．あたれば，「ツキン」とした感覚が放散する．その響（ひびき）が痛む歯と関連することを確認してすぐに抜鍼すると

症状が軽減していることが多い．また，本穴は顎関節症では非常に使用頻度が高い．しかし，本穴が効果的なのは，顎関節症でも安静時痛や夜間痛などの瘀血型のタイプである．むしろ，手陽明経筋病では二間，足陽明経筋病では内庭，外内庭，手太陽経筋病では前谷または後渓穴が効果的である．わずかに0.5mm程度の皮内刺鍼（切皮でも可）で開口時痛が半減することが多い．

一方，下歯の痛みは大腸経，上歯の痛みは胃経と関連することから，大腸経や胃経上の顕著な圧痛点等に刺鍼することによって虫歯以外の歯痛を治めることも可能である．

8　頭維　ずい：ST8

- **部位**○：頭部，額角の直上0.5寸，前正中線の外方4.5寸．
  - ●：額角髪際，神庭穴の外4寸5分．
  > 額角（髪際）の直上0.5寸へと，上方（後方）へ5分移動した．
- **字　義**：頭は，あたま．維は，つなぐ，角．額角部にある穴，頭と顔のつなぎ目，髪際にある穴の意．
- **穴　性**：去風泄火，止痛明目．
- **解　剖**：前頭筋，眼神経・上顎神経（三叉神経第1・2枝）（知）．

臨床のヒント

頭痛，頭重，めまい，目の痛みなど．体質的に脾胃が弱い人や飲食の不摂生によって，湿痰が頭部に停滞すると，額が重い，頭に帽子を被ったようだなど，雨降りや天気の変わり目，梅雨時などに訴える場合がある．足三里，豊隆，解渓，陥谷穴などの刺鍼で症状を取ることもできるが，局所取穴として使うこともできる．

9　人迎　じんげい：ST9

- **部位**○：前頸部，甲状軟骨上縁と同じ高さ，胸鎖乳突筋の前縁，総頸動脈上（甲状軟骨上縁と同じ高さにあり，胸鎖乳突筋の前縁が人迎，中央が扶突，後縁が天窓である）．

74　5．足陽明胃経

- ●：喉頭隆起の外方1寸5分，動脈拍動部．

> 甲状軟骨上縁の高さで，喉頭隆起の外方1.5寸から胸鎖乳突筋の前縁へと後方へ移動した．総頸動脈上にとるのは同じである．

- **字　義**：人は，中焦，胃を表す．迎は，迎える．地気（食物）を地戸（口）より中焦（胃）に受ける部にある穴の意．総頸動脈拍動部．
- **穴　性**：通脈，降逆，理気，清熱平喘．
- **解　剖**：広頸筋，胸鎖乳突筋，総頸動脈．

【臨床のヒント】

　咽喉部の腫脹・疼痛，喘息，高血圧など．気管支喘息，高血圧などに対して本穴への刺鍼が効果的であるとする報告がある（人迎洞刺）．ただし，頸動脈洞を貫通するのではなくわずかに接触して鍼が拍動に併せて動揺するのを確かめる程度がよい．動脈への刺鍼は危険を伴うことから，勧められない．

　脾胃の異常があるときには，経別を介して本穴に圧痛が出現しやすい．

10　水突　すいとつ：ST10

- **部位**〇：前頸部，輪状軟骨と同じ高さ，胸鎖乳突筋の前縁．
  ●：人迎穴と気舎穴の中央．

> 表現は異なるが，ほとんど同じ部位と考えられ，輪状軟骨と同じ高さの胸鎖乳突筋の前縁にとる．

- **字　義**：水はみず，水穀．突は，突き出る，ふくれる．水穀の通り道で，食道が出ている場所，飲み込むときに突き出るところにある穴の意．
- **穴　性**：降逆平喘，清咽．
- **解　剖**：広頸筋，胸鎖乳突筋．

【臨床のヒント】

　咽喉部の腫脹・疼痛，喘息など．

11 気舎 きしゃ：ST11

- **部位**○：前頸部，小鎖骨上窩で鎖骨胸骨端の上方，胸鎖乳突筋の胸骨頭と鎖骨頭の間の陥凹部（鎖骨上方で，人迎の下方）．
  - ●：小鎖骨上窩の中央．

  取穴部位の相違はない．小鎖骨上窩の陥凹部にとる．

- **字　義**：気は気．舎はやどす，集まる，収める，家．気が集まる場所の意．
- **穴　性**：散結降逆，清咽止痛．
- **解　剖**：広頸筋，鎖骨上神経（知）．

臨床のヒント

咽喉部の腫脹・疼痛，喘息，瘰癧，しゃっくりなど．

12 欠盆（缺盆） けつぼん：ST12

- **部位**○：前頸部，大鎖骨上窩，前正中線の外方4寸，鎖骨上方の陥凹部．
  - ●：大鎖骨上窩にあり，鎖骨上際陥凹部，乳頭線上．

  大鎖骨上窩の鎖骨上際陥凹部から，鎖骨上方陥凹部へと，わずかに上方へ移動した．乳頭線上（前正中線の外方4寸）で，鎖骨上方の陥凹部にとる．

- **字　義**：欠は缺（欠）く，不足．盆は，盆，鉢，器．鎖骨上窩部で大きく陥凹した部にある穴の意．
- **穴　性**：宣肺降逆，清熱散結．
- **解　剖**：広頸筋，前・中斜角筋，鎖骨下動脈，C4デルマトーム．

臨床のヒント

咳嗽，喘息，咽喉部の腫脹・疼痛，瘰癧など．本穴には多くの経脈が交会し，ここから体内深部に潜って臓腑と連絡している．したがって，臓腑病がある場合には，異常のある側の本穴に痛みやだるさ，緊張等が出現しやすい．また，風邪の初期で肺経の経脈病症でも本穴が重く痛むことがある．

本穴の下には，動脈および腕神経叢等があり，刺鍼は非常に危険

である．左の鎖骨上際にはウィルヒョウのリンパ節転移のおこりやすい部位がある．本穴から鎖骨後下縁に癌の転移によるグリグリの硬結を触れることがある．また肺尖部の癌の浸潤により腕神経叢が侵されると，ホルネルサインとともに，上肢の頑固なしびれや痛みを訴える．このとき，鎖骨上窩部に癌の増殖による腹瘤を触れることがある．

13 気戸 きこ：ST13

- **部位**○：前胸部，鎖骨下縁，前正中線の外方4寸．
  - ●：鎖骨下際にあり，前正中線の外4寸，乳頭線上．

> 取穴部位の相違はない．乳頭線上（前正中線の外方4寸）で，鎖骨下縁の陥凹部にとる．

- **字　義**：気の出入りする門戸の意．肺の上部にある穴の意．
- **穴　性**：宣肺理気，止咳平喘．
- **解　剖**：大胸筋，鎖骨下筋，鎖骨下動脈．

臨床のヒント

喘息，咳嗽，胸部膨満，飲食の不摂生等で陽明胃経に異常をきたした場合に，鎖骨下際の本穴近傍にネバネバ・ブヨブヨとしたしこりを触れる場合があり，丁寧に散鍼すると非常に肩こりが軽くなることがあるが，しかし，不用意に深刺するべき場所ではない．

14 庫房 こぼう：ST14

- **部位**○：前胸部，第1肋間，前正中線の外方4寸．
  - ●：第2肋骨上際にあり，乳頭線上．

> 第2肋骨上際から第1肋間へとわずかに上方へ移動した．乳頭線上（前正中線の外方4寸）で，第1肋間中央の陥凹部にとる．

- **字　義**：庫は，蔵．房は，部屋．気を蓄える部屋（肺）の部にある穴の意．
- **穴　性**：理気寛胸，降逆化痰．
- **解　剖**：大胸筋，肋間神経（前皮枝）（知）．

臨床のヒント

　胸脇部の膨満感，咳嗽．本穴から乳根までは胃経の異常がある場合には圧痛の出やすい部位である．ストレスを背景として生じた肝胃不和などでは，胃経の経脈経筋の緊張から，息がしにくい，胸部の圧迫感等を訴えることがあり，その際，こういった穴への散鍼が有効である．しかし，女性の場合には，不用意な乳房部への刺鍼は「セクハラ」ととられかねないことから，細心の注意と事前の説明が必要である．

　乳癌の発生頻度は，乳頭を境としてその上部に約80％が発生する．特に乳頭から外上方が最も多いとされている．しかし，乳頭線上の胃経の通過する部位に好発している印象がある．特に生理後になってもしこりがとれない場合は注意深い観察が必要であり，鍼灸師が触診する必要はなく，患者さんに注意してもらい必要に応じて外科医を紹介する必要がある．

　気滞が続くと乳房脹痛が生じやすい．乳房が張った感じで摘むと痛い，じっとしていても張った感じがする．さらに気滞から発展して湿痰が停滞するとコリコリした抵抗や硬結を触知するようになる．しかし，ほとんどが生理が終わると消失することが多い．さらに気滞やストレスが重なると瘀血性の硬結が生じることがある．瘀血は「腫塊」をなす働きがあるようで，ゴリゴリしたしこりに発展する．さらにストレスが続くと邪熱に転化して，癌となることが考えられる．

　治療は本穴周辺の刺鍼というよりは，むしろ気滞や湿痰，瘀血を除去することが目的であり，太衝，合谷，後渓，豊隆，公孫，三陰交，血海，膈兪，臨泣などから反応の強い経穴を選択するのもよい．

15　屋翳　おくえい：ST15

部位○：前胸部，第2肋間，前正中線の外方4寸（第2肋間は，胸骨角と同じ高さの第2肋骨の下）．

　　　●：第2肋間にあり，乳頭線上．

> 取穴部位の相違はない．乳頭線上（前正中線の外方4寸）で，第2肋間中央の陥凹部にとる．

| 字　義：屋は，部屋，家．翳は，傘，覆い，隠れる．肺は五臓の
華蓋（フタ）から，肺を表す．
| 穴　性：降逆化痰，疏風活血．
| 解　剖：大胸筋，小胸筋，肋間神経（前皮枝・外側皮枝）（知）．

臨床のヒント

　庫房穴に準ずる．

16　膺窓　ようそう：ST16

| 部　位○：前胸部，第3肋間，前正中線の外方4寸．
　　　　●：第3肋間にあり，乳頭線上．

> 取穴部位の相違はない．乳頭線上（前正中線の外方4寸）で，第3肋間中央の陥凹部にとる．

| 字　義：膺は，胸．窓は，窓，気の出入り口．胸部で，胸中に気
の通じるところの意．
| 穴　性：降逆平喘．
| 解　剖：大胸筋，小胸筋，肋間神経（前皮枝・外側皮枝）（知）．

臨床のヒント

　咳嗽，喘息，胸脇部膨満・疼痛など．庫房穴に準ずる．

17　乳中　にゅうちゅう：ST17

| 部　位○：前胸部，乳頭中央（男性では乳頭中央が第4肋間）．
　　　　●：乳頭の中央で第4肋間．

> 取穴部位の相違はない．男女とも，乳頭中央にとる．

| 字　義：乳首にあたる穴の意．
| 穴　性：──
| 解　剖：乳頭，Th4デルマトーム．

臨床のヒント

　鍼灸刺激はするべきでない．日頃から胃の具合が悪く，胃経の異常をきたしていた女性が，出産後に授乳し始めると，胃経の異常や

腹部の不快感を訴えず，非常に食事がおいしいということが多い．非常に興味深い現象といえる．乳頭には，肝経も流注しており，出産後の授乳開始は，肝経を刺激して子宮の収縮を促すと考えられる．

18 乳根 にゅうこん：ST18

- **部位**○：前胸部，第5肋間，前正中線の外方4寸（男性では乳頭線と第5肋間の交わるところ，女性では乳房根部の中点）．
  - ●：第5肋間にあり，乳頭線上．

  > 取穴部位の相違はない．乳頭線上（前正中線の外方4寸）で，第5肋間中央の陥凹部にとる．女性は乳房根部にあたる．

- **字　義**：乳房根部にある穴の意．
- **穴　性**：宣通肺気，活血通絡．
- **解　剖**：大胸筋，肋間神経（前皮枝・外側皮枝）（知）．

臨床のヒント

咳嗽，喘息，乳汁分泌不全など．セクハラにならないよう，十分注意を払わなければならない．

19 不容 ふよう：ST19

- **部位**○：上腹部，臍中央の上方6寸，前正中線の外方2寸（巨闕の外方2寸，胸骨下角が狭く，不容の下に肋骨がある場合は，斜刺を採用すべきである）．
  - ●：天枢穴の上6寸，巨闕穴の外2寸．

  > 取穴部位の相違はない．臍と胸骨体下端までの間を8寸として6/8（3/4），臍中央の上方6寸に巨闕をとり，その外方2寸にとる．

- **字　義**：食道の下口で通過しにくい部位（不容：はいらず），飲食物の停滞しやすい部位にある穴の意．
- **穴　性**：行気止痛，調中和胃．
- **解　剖**：腹直筋，肋間神経（前皮枝）（知）．

80　5．足陽明胃経

> 臨床のヒント

　本穴から梁門付近までは，季肋部の開き具合によって取穴法に注意が必要である．季肋部の狭い患者では，巨闕の外方2寸は季肋部から肋骨の中に入り込んでしまう．季肋部が狭くても，正確に外方2寸に取るというのが，変更後の取穴法であり，注記がそれを表している．

　横隔膜の反応の出現しやすい穴であり，胸やけ，げっぷ，しゃっくり，吐き気など，胃気上逆症状があるときには反応の出やすい穴である．表面が軟弱で，押圧すると鋭い圧痛が観察されることが少なくない．浅く，下方に向かって浅刺することによって，胃気の降濁作用を期待することができる．

20　承満　しょうまん：ST20

- **部 位**○：上腹部，臍中央の上方5寸，前正中線の外方2寸（天枢の上方5寸，不容の下方1寸，上脘の外方2寸）．
  - ●：天枢穴の上5寸，上脘穴の外2寸．

> 取穴部位の相違はない．臍と胸骨体下端までの間を8寸として5/8に上脘をとり，その外方2寸（前正中線から乳頭までの間を4寸としてその中央までの距離）にとる．

- **字　義**：食を受けて膨満して一杯になる部にある穴の意．
- **穴　性**：和胃理気．
- **解　剖**：腹直筋，肋間神経（前皮枝）（知）．

> 臨床のヒント

　上腹部膨満，腹鳴など．上腹部胃経は，胃熱のある場合に中脘付近とともに熱感を生じやすい部位である．不容から天枢付近までを切皮程度で瀉的に散鍼して胃熱をとると，非常にお腹や上半身がすっきりすることが多い．

21 梁門 りょうもん：ST21

- **部 位**○：上腹部，臍中央の上方4寸，前正中線の外方2寸（天枢の上方4寸，承満の下方1寸，中脘の外方2寸）．
  - ●：天枢穴の上4寸，中脘穴の外2寸．

  > 取穴部位の相違はない．臍と胸骨体下端までの間を8寸として中央に中脘をとり，その外方2寸（前正中線から乳頭までの間を4寸としてその中央までの距離）にとる．

- **字 義**：梁は，ハリ，横木．門は門，出入口．門柱のように緊張している腹直筋を指し，その部にある穴の意．また，梁は伏梁（ふくりょう）（心積：心窩部から臍にかけての緊張・硬結）を指し，これを治す穴の意．
- **穴 性**：調中和胃，消積化滞．
- **解 剖**：腹直筋，肋間神経（前皮枝）（知）．

臨床のヒント

胃痛，嘔吐，食欲不振，腹鳴など．

22 関門 かんもん：ST22

- **部 位**○：上腹部，臍中央の上方3寸，前正中線の外方2寸（石関，建里と同じ高さ）．
  - ●：天枢穴の上3寸，建里穴の外2寸．

  > 取穴部位の相違はない．臍と胸骨体下端までの間を8寸として3/8に建里をとり，その外方2寸（前正中線から乳頭までの間を4寸としてその中央までの距離）にとる．

- **字 義**：腹直筋の部にある穴の意．また，門が閉じて食を受け付けないときに主治する穴．
- **穴 性**：理気和中，健脾和胃．
- **解 剖**：腹直筋，肋間神経（前皮枝）（知）．

臨床のヒント

腹部膨満，腹痛，腹鳴，下痢，食欲不振など．

23 太乙 たいいつ：ST23

部位○：上腹部，臍中央の上方2寸，前正中線の外方2寸（商曲，下脘と同じ高さ）．
　　●：天枢穴の上2寸，下脘穴の外2寸．

> 取穴部位の相違はない．臍と胸骨体下端までの間を8寸として2/8（1/4）に下脘をとり，その外方2寸（前正中線から乳頭までの間を4寸としてその中央までの距離）にとる．

字　義：太は大きい．乙は十干のきのと，屈まる，軋る．前屈るときに大きく曲がる場所にある穴の意．
穴　性：鎮驚化痰，和胃止疼．
解　剖：腹直筋，肋間神経（前皮枝）（知）．

臨床のヒント

癲狂，心煩，食思不振など．

24 滑肉門 かつにくもん：ST24

部位○：上腹部，臍中央の上方1寸，前正中線の外方2寸（水分と同じ高さ）．
　　●：天枢穴の上1寸，水分穴の外2寸．

> 取穴部位の相違はない．臍と胸骨体下端までの間を8寸として1/8に水分をとり，その外方2寸（前正中線から乳頭までの間を4寸としてその中央までの距離）にとる．

字　義：腹直筋の上にある穴の意．また，舌を滑らかにする穴の意．
穴　性：降逆，健胃止嘔．
解　剖：腹直筋，肋間神経（前皮枝）（知）．

臨床のヒント

癲狂，嘔吐，胃痛など．本穴は，「司天」の穴とされ，上半身の異常がある場合に反応が出る場所であり，またそれを治療する穴とされている．

25 天枢 てんすう：ST25

- **部位**○：上腹部，臍中央の外方2寸．
  - ●：臍の外2寸．

  > 取穴部位の相違はない．前正中線から乳頭までの間を4寸としてその中央までの距離を臍の外方にとる．

- **字　義**：腹部の中心，人体の中心，臍を表し，臍の外方にある穴の意．また，胃腸の機能を左右する要であることを指す．
- **穴　性**：調理腸胃，理気和胃．
- **解　剖**：腹直筋，肋間神経（前皮枝）（知），Th10デルマトーム．

臨床のヒント

腹痛，下痢，便秘，腹鳴，腹部膨満，浮腫など．本穴は，胃経の異常（経脈流注），大腸（募穴）の異常，左は肝，右は肺（難経16難）の異常を反映するとされている．

26 外陵 がいりょう：ST26

- **部位**○：下腹部，臍中央の下方1寸，前正中線の外方2寸（中注，陰交と同じ高さ）．
  - ●：天枢穴の下1寸，陰交穴の外2寸．

  > 取穴部位の相違はない．臍と恥骨結合上縁までの間を5寸とし，1/5に陰交をとり，その外方2寸（前正中線から乳頭までの間を4寸としてその中央までの距離）にとる．

- **字　義**：腹直筋の外傍にある穴の意．
- **穴　性**：調理腸胃，通経止痛．
- **解　剖**：腹直筋，肋間神経（前皮枝）（知）．

臨床のヒント

腹痛，疝気，月経痛など．

27 大巨 だいこ：ST27

部位○：下腹部，臍中央の下方2寸，前正中線の外方2寸（四満，石門と同じ高さ）．
　　　●：天枢穴の下2寸，石門穴の外2寸．

> 取穴部位の相違はない．臍と恥骨結合上縁までの間を5寸とし，上から2/5に石門をとり，その外方2寸（前正中線から乳頭までの間を4寸としてその中央までの距離）にとる．

字　義：腹部で一番膨隆している部にある穴の意．
穴　性：益気固精．
解　剖：腹直筋，肋間神経（前皮枝）（知）．

臨床のヒント

下腹部の脹満，排尿困難，遺精，早漏など．本穴は，滑肉門が「司天」であるのに対して，「在泉」の穴として，下焦の異常がある場合に反応の出やすい穴とされている．したがって，腎の異常がある場合にも反応が出やすい．腎虚で右の腰痛がある場合には，右大巨に強い反応が出現すると同時に，右腎経に沿って緊張，圧痛が出現する．このような場合に本穴に刺鍼して腰痛の軽減することがある（あくまでも腎虚腰痛が対象であって，腰痛ならなんでもよいのではない．腰が重だるく痛むといった症状が主である）．

夢分流腹診では，右は腎の相火，左は腎水の部位となっている．したがって，老化が進む（命門の火の衰え）と右大巨に，セックスの過度は腎水の虚損を招き左大巨に，硬結・圧痛が出現しやすい．

28 水道 すいどう：ST28

部位○：下腹部，臍中央の下方3寸，前正中線の外方2寸（天枢の下方3寸，大巨の下方1寸，関元の外方2寸）．
　　　●：天枢穴の下3寸，関元穴の外2寸．

> 取穴部位の相違はない．臍と恥骨結合上縁までの間を5寸とし，上から3/5に関元をとり，その外方2寸（前正中線から乳頭までの間を4寸としてその中央までの距離）にとる．

- **字　義**：膀胱と小腸を水道と見なし，排尿困難や浮腫を治す穴の意，また，輸尿管の部にある穴の意．
- **穴　性**：通利三焦．
- **解　剖**：腹直筋，肋間神経（前皮枝）（知）．

（臨床のヒント）

下腹部の脹満，排尿困難，月経痛など．尿管結石に対して効果があるともいわれている．

29　帰来　きらい：ST29

- **部位**○：下腹部，臍中央の下方4寸，前正中線の外方2寸（天枢の下方4寸，水道の下方1寸，中極の外方2寸）．
  - ●：天枢穴の下4寸，中極穴の外2寸．

> 取穴部位の相違はない．臍と恥骨結合上縁までの間を5寸とし，上から4/5に中極をとり，その外方2寸（前正中線から乳頭までの間を4寸としてその中央までの距離）にとる．

- **字　義**：帰は帰る，来は戻る．子宮下垂などを治す穴の意．
- **穴　性**：益気固脱，温経去寒．
- **解　剖**：腹直筋，外腹斜筋，内腹斜筋．

（臨床のヒント）

腹痛，子宮脱，子宮下垂など．

30　気衝　きしょう：ST30

- **部位**○：鼠径部，恥骨結合上縁と同じ高さで，前正中線の外方2寸，大腿動脈拍動部（天枢の下方5寸，曲骨の外方2寸）．
  - ●：天枢穴の下5寸，曲骨穴の外2寸．

> 取穴部位の相違はない．曲骨の外方2寸（前正中線から乳頭までの間を4寸としてその中央までの距離），大腿動脈拍動部にとる．

- **字　義**：気の動くところ，衝は動脈拍動部．腹中の逆気の上衝，妊娠中の子気の上衝を主治する．
- **穴　性**：舒宗筋，調膀胱，和営気．
- **解　剖**：内・外腹斜筋，大腿動脈，鼠径靱帯，L1デルマトーム．

臨床のヒント

　陰茎腫脹・疼痛，月経不順など．セクハラにならないよう，十分注意を払う必要がある．

31　髀関　ひかん：ST31

- **部位**○：大腿前面，3筋（大腿直筋と縫工筋と大腿筋膜張筋）の近位部の間の陥凹部（大腿三角の頂点の陥凹部．膝蓋骨底外端と上前腸骨棘を結ぶ線が，大転子頂点（恥骨結合下縁）の水平線と交わるところ）．
- ●：上前腸骨棘下方，縫工筋と大腿筋膜張筋の間の陥凹部に取る．

> 取穴部位の相違はない．上前腸骨棘の直下で，膝蓋骨底外端と上前腸骨棘を結ぶ線が，恥骨結合下縁の水平線と交わるところにとる．なお，恥骨結合下縁は非常にとりにくい．大転子頂点が恥骨結合下縁とほぼ等しいことから，上前腸骨棘の直下で，大転子頂点の高さにとるのが合理的と思われる．

- **字　義**：髀は，大腿骨．関は境．大腿と体幹の境界にある穴の意．
- **穴　性**：強腰膝，通経絡．
- **解　剖**：大腿直筋，縫工筋，大腿筋膜張筋，外側大腿皮神経（知）．

臨床のヒント

　下肢麻痺・萎縮，腰痛，股関節痛など．本穴の部分から，外側大腿皮神経が出て大腿前外側部の皮膚知覚を主る．きついジーンズをはいて長時間しゃがみ込んで強く本穴を圧迫すると，この神経が障害されることによって，大腿外側の知覚異常（麻痺，痺れ）をきた

す場合がある（異常感覚性大腿神経痛 meralgia paresthetica）．

32 伏兎 ふくと：ST32

部位 ○：大腿前外側，膝蓋骨底外端と上前腸骨棘を結ぶ線上，膝蓋骨底の上方6寸．
　　　●：大腿部の前外側，膝蓋骨上縁外側から髀関穴へ向かって上6寸．

> 取穴部位の相違はない．膝蓋骨底外端と上前腸骨棘を結ぶ線上で，膝蓋骨底の上方6寸にとる．膝蓋骨底外端から恥骨結合上縁までを18寸とし，下1/3の高さにある．

字　義：大腿前面の筋肉がウサギが伏せた状態に似ていることに由来．
穴　性：強腰益腎，疏通経絡．
解　剖：大腿直筋，外側広筋，外側大腿皮神経（知）．

臨床のヒント
腰痛，股関節痛など．

33 陰市 いんし：ST33

部位 ○：大腿前外側，大腿直筋腱の外側で膝蓋骨底の上方3寸（伏兎と膝蓋骨底外端を結ぶ線上の中点）．
　　　●：大腿部の前外側にあり，膝蓋骨外上角から髀関穴に向かい上3寸．

> 取穴部位の相違はない．膝蓋骨底外端から上前腸骨棘に向かって3寸にとる．膝蓋骨底外端から恥骨結合上縁までを18寸とし，下1/6の高さにある．

字　義：陰は，山の北側．市は，物の集まるところ．大腿直筋の膨隆部の下部で，陥凹して気血の集まるところの意．
穴　性：温腎散寒，強腰脊．
解　剖：外側広筋，外側大腿皮神経．

臨床のヒント

腰膝の痺れ・だるさ・痛みなど．しばしば大腿前面のだるさを訴える場合があるが，太白穴や陥谷，外陥谷なども有用である．

34 梁丘 りょうきゅう：ST34—郄穴

- **部位**○：大腿前外側，外側広筋と大腿直筋腱外縁の間，膝蓋骨底の上方2寸（梁丘は，大腿直筋腱と外側広筋の間で陰市の直下1寸にある）．
- ●：大腿部の前外側にあり，膝蓋骨外上角から髀関穴に向かい上2寸．

> 取穴部位の相違はない．膝蓋骨底外端から上前腸骨棘に向かって2寸にとる．膝蓋骨底外端から恥骨結合上縁までの間18寸を基準として，2寸をカウントする．

- **字　義**：膝蓋の上方で丘陵のように盛り上がった部位にある穴の意．
- **穴　性**：通経活絡，理気和胃．
- **解　剖**：外側広筋，外側大腿皮神経（知）．

臨床のヒント

胃痛，乳腺炎，膝の腫脹・疼痛など．変形性膝関節症などで関節水腫がある場合には，本穴付近まで熱感および腫脹が生じる．これは，本穴の下まで膝蓋上包という滑液包が分布しているからである．刺鍼においては，消毒に細心の注意を払うべきである．もし整形外科等において，水腫を排液した後で，関節内に痛み止めとともにステロイドを注射したことが分かったなら，1週間くらいは，関節部周囲への刺鍼は控えた方がよいと思われる．ステロイドは，免疫機能を低下させ，関節の感染症をきたしやすくする．なお，膝の関節水腫には，内庭，外内庭，侠渓への刺鍼，および皮内刺鍼（0.5mm程度）が著効を示すことが多い．

35 犢鼻 とくび：ST35

- **部位○**：膝前面，膝蓋靱帯外方の陥凹部（膝を屈曲したとき，膝蓋骨外下方の陥凹部にある）．
- **●**：膝を立て，膝蓋靱帯下縁と脛骨上端との中間で膝蓋靱帯中．
  （別説） 膝を立て，膝関節の外側，脛骨の上端で膝蓋靱帯の外縁の陥凹部．

> 膝蓋靱帯中央から，別説である「膝蓋靱帯外方の陥凹部」へと外側に移動した．関節裂隙部で，膝蓋靱帯外方の陥凹部にとる．したがって，外膝眼と同じ位置となる．

- **字　義**：膝蓋骨下縁の子牛の鼻に似た部にある穴の意．
- **穴　性**：通経活絡，散寒止痛．
- **解　剖**：膝蓋靱帯，関節裂隙．

臨床のヒント

　膝の痛み・痺れなど．膝関節前面の運動時痛は，足陽明経筋病に属す．したがって，内庭，外内庭，侠渓等へ切皮または皮内刺鍼（0.5mm程度）をすると，直後から膝前面の運動時痛は消失する場合がほとんどである．また，関節水腫も早期に消失することが多い．

36 足三里 あしさんり：ST36 ― 合土穴，四総穴

- **部位○**：下腿前面，犢鼻と解渓を結ぶ線上，犢鼻の下方3寸（前脛骨筋上）．
- **●**：膝を立て，外膝眼穴の下3寸．

> 取穴部位の相違はない．犢鼻と解渓を結ぶ線上（16寸）で，犢鼻の下方3寸，前脛骨筋上にとる．腓骨頭の直下と脛骨粗面との中間でもよい．

- **字　義**：犢鼻の下3寸にある穴の意．
- **穴　性**：健脾和胃，扶正培元，疏風化湿，通経活絡．
- **解　剖**：前脛骨筋．

臨床のヒント

　胃痛，膨満，嘔吐，消化不良，腹鳴，下痢，乳房痛，めまい，癲

狂，脚気，浮腫，虚労など．非常に応用範囲の広い穴である．灸を行えば，下焦および脾胃の働きをよくして長命の効あり，鍼で胃気を引けば，胃気上逆の諸症を止めることができる．また，定期的に鍼をして胃熱をとれば，気の上衝を防ぐことにもなる．穴の反応をよく観察して，穴位に応じた手技が必要である．

37 上巨虚 じょうこきょ：ST37—大腸の下合穴

部位〇：下腿前面，犢鼻と解渓を結ぶ線上，犢鼻の下方6寸（前脛骨筋上）．
　　　●：膝を立て，足三里穴から解渓穴に向かい下3寸．

> 取穴部位の相違はない．犢鼻と解渓を結ぶ線上で，犢鼻の下方6寸の前脛骨筋上にとる．犢鼻と解渓の間が16寸であり，中央のさらに上1/4にとるとよい．

字　義：前脛骨筋部の一番上で膨隆した部にある穴の意．
穴　性：利脾和胃，通腑化滞，疏経調気，清熱利湿．
解　剖：前脛骨筋．

臨床のヒント

腹痛，腹部膨満，腹鳴，下痢など．大腸経の下合穴であることから，手の大腸経の諸穴を使うよりも大腸の腑の異常を治療することができる．三里の下2寸に闌尾穴があるが，虫垂炎の際に，本穴から上巨虚，さらに下まで膨隆硬結・圧痛熱感が出現してくる．炎症反応をよく反映していることが実感される．

38 条口 じょうこう：ST38

部位〇：下腿前面，犢鼻と解渓を結ぶ線上，犢鼻の下方8寸（前脛骨筋上，豊隆と同じ高さ）．
　　　●：足三里穴から解渓穴に向かい下5寸．

> 取穴部位の相違はない．犢鼻と解渓を結ぶ線上（16寸）の中点にとる．

字　義：条は，スジ．口は，出入りするところ．筋と筋の割れ目

にある穴の意．
- **穴　性**：理気和胃，舒筋通絡．
- **解　剖**：前脛骨筋．

臨床のヒント

下肢の麻痺・萎縮，肩の痛みなど．

39 下巨虚 げこきょ：ST39―小腸の下合穴

- **部位**○：下腿前面，犢鼻と解渓を結ぶ線上，犢鼻の下方9寸（前脛骨筋上，陽交，外丘と同じ高さ）．
  - ●：足三里穴から解渓穴に向かい下6寸．

  > 取穴部位の相違はない．犢鼻と解渓を結ぶ線上（16寸）の中点から下1寸にとる．

- **字　義**：前脛骨筋部の一番下で膨隆した部にある穴の意．
- **穴　性**：調理腸胃，疏通乳絡．
- **解　剖**：前脛骨筋．

臨床のヒント

下腹痛，腰背痛で睾丸に放散するもの，乳腺炎など．小腸経の下合穴であり，小腸の腑の異常を治療することができる．

40 豊隆 ほうりゅう：ST40―絡穴

- **部位**○：下腿前外側，前脛骨筋の外縁，外果尖の上方8寸（条口の外方1横指（中指））．
  - ●：外果の上8寸，条口穴の外方に1筋隔てた陥凹部．

  > 取穴部位の相違はない．犢鼻と解渓を結ぶ線上（16寸）の中点から，中指寸で1横指外方にとる．長指伸筋まではいかず，前脛骨筋の外縁である．

- **字　義**：豊かに高く盛り上がった部にある穴の意．
- **穴　性**：和胃化痰，清神志．
- **解　剖**：前脛骨筋．

臨床のヒント

喀痰，喘息，咳嗽，胸痛，咽喉腫脹，下肢麻痺・萎縮，腫脹・疼痛など．去痰の穴である．したがって，脾の水湿の運化作用の失調によって，痰があるときには瀉法で使うと効果的である．これは，少陽経の作用を使うためであり，胃経から少陽経にシフトした本穴を使うものである．なお，腎・膀胱の失調による湿の停滞の場合には，膀胱経と胆経の間に索状の緊張・圧痛が出やすく，三焦の下合穴の委陽から下のライン上の反応を探るとよいようである．

41 解渓（谿）かいけい：ST41 ─ 経火穴

- 部位○：足関節前面，足関節前面中央の陥凹部，長母指伸筋腱と長指伸筋腱の間（足関節を背屈させたときに足背に明確に現れる2つの腱の間で，内果尖，外果尖を結ぶ線上の中点）．
  - ●：足関節前面中央，前脛骨筋腱の外側陥凹部．

> 足関節前面中央の陥凹部は同じであるが，前脛骨筋腱外側陥凹部から，長母指伸筋腱と長指伸筋腱の間の陥凹部へとわずかに外側へ移動した．足関節前面中央で長母指伸筋腱と長指伸筋腱の間の陥凹部にとる．

- 字　義：足関節部の大きな窪みにある穴の意．また，草鞋をぬぐときにこの部で紐を解くことに由来する．
- 穴　性：健脾化湿，清胃化痰，理気通絡，活血止痛．
- 解　剖：長母指伸筋腱，長指伸筋腱，浅腓骨神経（知）．

臨床のヒント

頭部顔面の浮腫，頭痛，眩暈，腹部膨満など．

42 衝陽 しょうよう：ST42 ─ 原穴

- 部位○：足背，第2中足骨底部と中間楔状骨の間，足背動脈拍動部．
  - ●：足背にあり，第2・第3中足骨底間の前，陥凹部．

> 第2・第3中足骨接合部の前から，第2中足骨底と中間楔状骨の間へと，後ろに移動している．第2中足骨底部のすぐ後ろで，中間楔状骨との間の陥凹部，かつ足背動脈拍動部にとる．

- **字　義**：衝は，突く，向かう，出る，あたる，動脈拍動部．陽は足背，高い．足背部の最も高いところにとる．また，足背の突出した部の動脈拍動部にある穴の意．
- **穴　性**：和胃化湿，寧神志．
- **解　剖**：長指伸筋，短母指伸筋，浅腓骨神経（知）．

臨床のヒント

口眼のゆがみ，止痛，発熱，癲狂など．胃経の原穴であり，飲食の不摂生などがあると，軟弱な虚の反応が出やすい．陽明経脈の失調が原因で頭重感を訴えることがあるが，衝陽に浅刺すると軽減することが多い．また，治療後に頭重感が気になるという患者さんには，本穴に皮内鍼を0.5mm程度刺鍼するだけで消失することが多い．

43 陥谷 かんこく：ST43—兪木穴

- **部位**〇：足背，第2・第3中足骨間，第2中足指節関節の近位陥凹部．
  ●：足背にあり，第2中足指節関節の後，外側陥凹部．

> 取穴部位の相違はない．「第2中足指節関節の後，外側陥凹部」から，「第2・第3中足骨間，第2中足指節関節の近位陥凹部」となっていることから，わずかに外方へ移動していることになるが，微々たる変化であり，同じと考えられる．

- **字　義**：山の谷間に似た陥凹部にある穴の意．
- **穴　性**：解表清熱，散風行水．
- **解　剖**：第2背側骨間筋，浅腓骨神経（知）．

臨床のヒント

顔面浮腫，腹鳴，腹痛，足背の腫脹・疼痛など．兪穴であり，胃経上の体重節痛がある場合に有効である．陥谷から内庭にかけて，胃経の異常があるときには強い反応が出やすい．前額部の重だるいような違和感に対して奏効することが多い．また，第2・第3中足骨

間が，湿が停滞してはれぼったく硬く，強い圧痛を訴えるケースが非常に多い．この部分を指圧するだけで，膝の前面の痛みの軽減することが多い．

経筋治療等で用いる場合には，「第2・第3中足骨間，第2中足指節関節の近位陥凹部」のように，中央にとるとあまり効果は期待できず，やはり，「第2中足指節関節の後，外側陥凹部」の斜面の圧痛点を用いる方が効果は大きい．

44 内庭 ないてい：ST44 ― 滎水穴

▍部 位 ○：足背，第2・第3足指間，みずかきの後縁，赤白肉際．
　　　　●：足背にあり，第2中足指節関節の前，外側陥凹部．

> 経穴部位の相違はない．中足指節関節の前外側の斜面から，みずかきの後縁に変更されている．したがって，陥谷と同様にわずかに外方へ移動しているが，微々たる変化であるために同じとみなされている．

▍字　　義：庭の中に入るときに一番早く足が地に着くところ．
▍穴　　性：清胃腸湿熱，理気鎮痛．
▍解　　剖：第2背側骨間筋，浅腓骨神経（知）．

臨床のヒント

止痛，口眼のゆがみ，鼻出血，腹痛，足背の腫脹・疼痛など．

本穴および兪穴である陥谷は，胃経の経脈・経筋の異常による種々の愁訴に対して有効である．特に，顎関節症，股関節前面の痛み，膝関節前面の痛みに対しては即効性があり，内庭は関節水腫に対しても有用である．急な関節水腫の場合には，一度の刺鍼（10分程度の浅刺置鍼）で簡単に水腫が消失することが多いことから，ぜひ使ってみるとよい．また，膝関節前面の動作時痛，起座時痛などには著効を示し，膝蓋骨周囲や膝蓋靱帯部など，膝関節局所への治療はほとんど必要がないことが多い．ただし，直径が5mm程度の顕著な圧痛点を探して，その部に正確に鍼を補法で置鍼することが不可欠である．

経筋治療では，みずかき中央ではあまり効果は期待できないの

は，陥谷と同様である．「第2中足指節関節の前，外側陥凹部」の斜面に観察される，直径5mm程度の強い圧痛点の出現を見逃すと効果は期待できないことが多い．ごくわずかなずれであるが，圧痛点を刺したときとそうでないときで顕著な効果の違いが出ることが，非常に不思議である．

45 厲兌 れいだ：ST45―井金穴

- **部位**○：足の第2指，末節骨外側，爪甲角から近位外方0.1寸（指寸），爪甲外側縁の垂線と爪甲基底部の水平線の交点．
  - ●：足の第2指外側爪甲根部爪甲の角を去ること1分．

> 取穴部位の相違はない．

- **字　義**：厲は砥石，磨く，爪甲根部の韮葉のごときところ．兌は，末．足末端にある穴の意．
- **穴　性**：和胃化痰，清熱安神．
- **解　剖**：浅腓骨神経（知）．

臨床のヒント
顔面浮腫，止痛，鼻出血，癲狂など．

6. 足太陰脾経
Spleen Meridian (SP)

流注　足の第1指内端（隠白）に起こり，第1指内側白肉際（大都）をめぐり，内果の前廉に上がり，脛骨後縁に沿って膝内側に上がり，大腿内側を上がり鼠径部の衝門より腹に入り，府舎から中極，関元で任脈と会し，ついで本経の腹結，大横，腹哀を経て腹中に入り，中脘，下脘の際に至って脾に属し胃をまとう．さらに横膈膜を貫いて胸部に上がり，咽頭より舌根に連なり，舌下に散じる．また，その支なるものは，中脘より別れて横膈膜を貫き心中に注ぎ，手の少陰心経に連なる．

主要病証

・足太陰脾経の証候：身体の重だるさ，無力感，舌根部の強ばり・痛み，大腿内側・膝内側の腫脹・厥冷，足の母指の麻木（痺れ）および運動障害．
・脾証候：食欲減退，嘔吐，げっぷ，脘腹脹満，疼痛，大便泄瀉または溏薄，水腫，黄疸．

98　6. 足太陰脾経

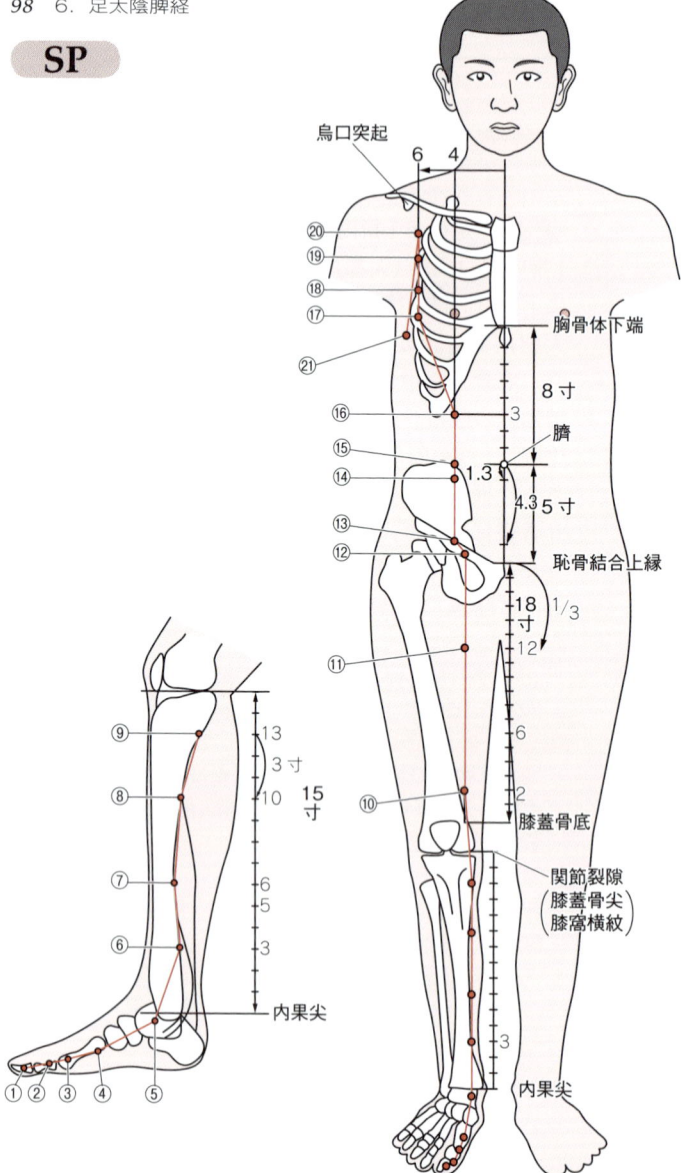

SP

烏口突起
胸骨体下端
8寸
臍
1.3
4.3　5寸
恥骨結合上縁
18寸
1/3
12
膝蓋骨底
関節裂隙
(膝蓋骨尖)
(膝窩横紋)
内果尖

13
3寸
10
15寸
6
5
3

内果尖

1　隠白　いんぱく：SP1 — 井木穴

- **部位**　○：足の第1指，末節骨内側，爪甲角の近位内方0.1寸（指寸），爪甲内側縁の垂線と爪甲基底部の水平線の交点．
  - ●：足の第1指内側爪甲根部，爪甲の角を去ること1分．

  > 取穴部位の相違はない．

- **字　義**：隠は，かくす．白は赤白肉際．足の赤白肉際にある穴の意．
- **穴　性**：調血統血．
- **解　剖**：母指，浅腓骨神経（知）．

臨床のヒント

井穴であることから，「心下満（みぞおち付近の膨満感や不快感）」に対して効果がある．ただし，非常に痛い場所であり，接触鍼等の配慮が必要である．

2　大都　だいと：SP2 — 滎火穴

- **部位**　○：足の第1指，第1中足指節関節の遠位陥凹部，赤白肉際．
  - ●：足の第1中足指節関節の前，内側陥凹部．

  > 取穴部位の相違はない．第1中足指節関節の遠位陥凹部で，赤白肉際にとる．赤白肉際が追加されて，より具体的に記述された．

- **字　義**：大は，大指．都は盛ん，集まり．大指の根部で盛りあがった部の意．
- **穴　性**：瀉熱和中．
- **解　剖**：第1中足指節関節，浅腓骨神経（知）．

臨床のヒント

腹脹満，消化不良，軟便，下痢など．滎穴であり，脾経上の熱を取ることができる．本穴に熱を持つと痛風が起こりやすい．膝関節部で膝蓋骨内側の膝蓋支帯付近の動作時痛を訴えるケースがあるが，この場合は，本穴への皮内鍼固定をした途端に動作時痛の消失することが多い．また，膝蓋骨内下縁の膨隆，腫脹，熱感とともに，

膝関節を屈曲位から力を入れて伸展しようとするとき（自転車のペダルをこぐ動作時）に膝関節部に「ポキッ」という軋轢音とともに疼痛を自覚する場合があるが，この場合は膝関節の「棚（タナ）障害」を疑う必要がある．このケースでは，本穴への瀉法の刺激によって太陰経の熱を漏らす必要がある．瀉法ができない場合には，たんに皮内鍼を固定しておくだけでも消失してしまうことが多い．

3 太白 たいはく：SP3―兪土穴，原穴

部位〇：足内側，第1中足指節関節の近位陥凹部，赤白肉際．
　　　●：足の第1中足指節関節の後，内側陥凹部．

> 取穴部位の相違はない．第1中足指節関節の近位陥凹部で，赤白肉際にとる．赤白肉際が追加され，より具体的に記述された．

字　義：太は，大きいことから大指．白は白肉際．大指の白肉際にある穴の意．
穴　性：健脾和中．
解　剖：浅腓骨神経（知）．

臨床のヒント

　体重節痛，腹部脹痛，嘔吐，軟便，下痢，食欲不振，消化不良など．本穴は脾経の原穴であることから，脾経の異常が反映されやすい．飲食の不摂生等によって脾経の異常が起こると，本穴が虚しやすく，発汗，軟弱，冷感等が起こりやすい．また，精神的ストレス（肝鬱）はしばしば木克土の相克関係から脾経や胃経に影響して，脾虚や胃気上逆をきたす．肝と脾が慢性的に失調すると，肝は引きつり，脾は弛緩することによって，結果的に外反母趾が起こることになる．もともと脾の弱い人も外反母趾になりやすいが，外反の程度は肝脾不和ほどではない．脾気虚のケースでは，大都，太白，公孫付近が発汗して冷たくなっていることが多い．

4 公孫 こうそん：SP4―絡穴

部位 ○：足内側，第1中足骨底の前下方，赤白肉際（第1中足骨底部の遠位陥凹部）．

●：太白穴の後ろ1寸．

> 太白から中足骨に沿って擦上すると第1中足骨底の遠位陥凹部を触れる．赤白肉際でその前下方にとる．従来の経穴位置より若干後下方（赤白肉際）に移動している．

字　義：貴族の子を公子，公子の子を公孫と呼ぶことから，絡脈の分枝している穴の意．

穴　性：利脾和胃，調衝脈．

解　剖：母指外転筋，伏在神経（知）．

臨床のヒント

　消化不良，腹脹，腹鳴，腹痛，下痢，心煩，不眠，倦怠感など．太白とともに脾経の異常が出現しやすい穴である．水湿の運化が失調すると痰飲が蓄積する．そうすると本穴にしこりを生じ，圧痛も観察されやすい．特に，表面が軟弱・発汗（気虚）して，深部に膨隆，緊張，圧痛（湿痰）所見が現れやすい．しかし，ほとんどが一側性で程度がひどくなると両側に及ぶ．治療は，裏瀉表補で，深部の硬結に刺鍼して瀉法の手技を行い（裏瀉），置鍼してもしなくてもよいが，抜鍼するときは穴処を閉じて気を漏らさないように（表補）しなければならない．

　本穴は，衝脈の代表穴でもある．したがって，奇経治療においても使用することができる．非常に応用範囲の広い穴といえる．

5 商丘 しょうきゅう：SP5―経金穴

部位 ○：足内側，内果の前下方，舟状骨粗面と内果尖の中点陥凹部（内果前縁の垂線と内果下縁の水平線の交点，中封の後で照海の前）．

●：内果の前下方陥凹部．

> 取穴部位の相違はない．より具体的な記述となった．しかし，人によって「内果の前下方，舟状骨粗面と内果尖の中点陥凹部」と「内果前縁の垂線と内果下縁の水平線の交点」が一致しない場合があり，その際は前者を優先すべきである．

▎**字　義**：商は五音で金にあたる．丘は，盛り上がった丘陵で内果を指す．内果前下方で金穴の意．
▎**穴　性**：健脾利湿．
▎**解　剖**：舟状骨，伏在神経（知）．

臨床のヒント

消化器症状のほか，咳など．内果の前には肝経の中封がある．肝脾不和等の際に，本穴から中封にかけて硬結，膨隆，圧痛等が出現しやすく，肝経と脾経の両方を治療することができる．

6　三陰交　さんいんこう：SP6

▎**部位○**：下腿内側（脛側），脛骨内縁の後側，内果尖の上方3寸（交信の上方1寸）．
　　●：内果の上3寸，脛骨内側縁の骨際．
> 取穴部位の相違はない．

▎**字　義**：足の三陰経の交会する穴の意．
▎**穴　性**：補脾胃，助運化，通経活絡，調和気血．
▎**解　剖**：後脛骨筋，長指屈筋，伏在神経（知）．

臨床のヒント

消化器症状のほか，月経不調，帯下，ED（勃起不全），水腫，小便不利など．活血化瘀の作用を有するといわれており，生理痛などの瘀血証に対しても頻用される．特に深部に現れる索状硬結を目安とするとよい．また，三陰経が交会する穴であることから，三陰経にも影響する穴である．脾経は比較的浅く，腎経が最も深く，肝経が中間に位置すると考えられる．本穴は女性疾患において使用頻度が高い．

7 漏谷 ろうこく：SP7

- **部 位**○：下腿内側（脛側），脛骨内縁の後側，内果尖の上方6寸（三陰交の上3寸）．
  - ●：内果の上6寸，脛骨内側縁の骨際．

  > 取穴部位の相違はない．内果から陰陵泉穴が1尺3寸，したがって，中央より5分下にとる．

- **字 義**：漏は，しみだす，漏れる意味から，排尿困難を指す．谷は陥凹を指す．排尿困難を治す脛骨後縁の陥凹部にある意．
- **穴 性**：健脾利湿．
- **解 剖**：後脛骨筋，長指屈筋，伏在神経（知）．

臨床のヒント

消化器症状のほか，小便不利など．脾経は，府舎から中にもぐって中極，関元を経て，腹結，大横へと出てくる．したがって，脾経に異常をきたすと排尿異常が引き起こされることがある．この場合，本穴から地機穴にかけて，脛骨際に湿痰によるコリコリしたグミ状のしこりと圧痛を触知することが多いようである．

8 地機 ちき：SP8―郄穴

- **部 位**○：下腿内側（脛側），脛骨内縁の後側，陰陵泉の下方3寸（内果尖と膝蓋骨尖を結ぶ線上で，膝蓋骨尖から1/3）．
  - ●：内果の上8寸，脛骨内側縁の骨際．

  > 内果の上1尺となり，従来の穴よりも2寸上方に移動している．内膝眼から内果までが1尺5寸であり，上1/3で，脛骨内側縁にとる．

- **字 義**：地は陰，下焦，脾土．機は，仕掛け，要，気の動きを表す．したがって，脾経の気の調整をする重要な経穴の意．
- **穴 性**：利脾理血．
- **解 剖**：ヒラメ筋，伏在神経（知）．

臨床のヒント

消化器症状，月経異常，腰痛，小便不利，水腫など．漏谷に準ずる．漏

谷と同様に脛骨内側縁にグミ状の硬結を触知することがある．

9 陰陵泉 いんりょうせん：SP9―合水穴

- **部位**○：下腿内側（脛側），脛骨内側顆下縁と脛骨内縁が接する陥凹部（脛骨内側顆下縁と脛骨後縁によりできる陥凹部）．
  - ●：脛骨内側顆の下，脛骨内側の骨際，陥凹部．

  > 取穴部位の相違はない．脛骨内側顆下縁と脛骨後縁によりできる陥凹部にとる．また，膝を立て，脛骨内側縁を擦上して指の止まるところ．

- **字 義**：陵は隆起，出っ張りで，内側顆を指す．陰は陰経，泉は泉のような窪み．したがって，脛骨内側顆の陥凹部の穴の意．
- **穴 性**：健脾化湿，通利三焦．
- **解 剖**：腓腹筋，半腱様筋腱，伏在神経（知）．

臨床のヒント

消化器症状，月経異常，膝関節痛，小便不利など．非常に虚しやすい穴であり，粗暴な操作は慎むべきである．また，肝経と脾経が交叉する部位にも相当し，種々の反応が出やすい．大多数において，表面が軟弱で深部には強い圧痛が認められやすい．

10 血海 けっかい：SP10

- **部位**○：大腿前内側，内側広筋隆起部，膝蓋骨底内側端の上方2寸．
  - ●：大腿前内側，膝蓋骨内上角の上2寸．

  > 取穴部位の相違はない．「内側広筋隆起部，膝蓋骨底内側端の上方2寸」では，上下の位置（Y軸）は規定されるが，「内側広筋隆起部」では横の位置関係（X軸）を特定することは困難である．したがって，膝蓋骨内側端から，衝門穴を結ぶ線上で，膝蓋骨から上2寸とするべきである．

- **字 義**：血は血．海は，戻り集まるところ．血を引き戻して脾に帰す効がある穴の意．

| 穴　性：理血調経，散風去湿．
| 解　剖：内側広筋，大腿神経（知）．

臨床のヒント

　月経異常，大腿から股関節内側痛など．瘀血の治療にしばしば使用される．瘀血は腫塊をなすのが特徴であり，本穴にゴリゴリした硬結，固まりが触知される場合は，それを目安に取穴すると効果的である．

11 箕門 きもん：SP11

| 部位○：大腿内側，膝蓋骨底内側端と衝門を結ぶ線上，衝門から1/3，縫工筋と長内転筋の間，大腿動脈拍動部．
|　　●：大腿前内側にあり，膝蓋骨内上角の上8寸，縫工筋と大腿直筋の間．

> 「膝蓋骨内上角の上8寸，縫工筋と大腿直筋の間」から，「膝蓋骨底内側端と衝門を結ぶ線上で，衝門から1/3」へと記述が変更された．膝蓋骨底から衝門までが18寸であることから，1/3ということは，衝門の下6寸となる．したがって，4寸上方に移動している．「縫工筋と長内転筋の間」は同じであるが，「大腿動脈拍動部」とされた．

| 字　義：箕は，両足を外転した姿（取穴する姿勢）．両足とも外転すると門のようになる．
| 穴　性：利水通淋．
| 解　剖：縫工筋，長内転筋，大腿動脈，大腿神経（知）．

臨床のヒント

　小便不利，股関節から大腿内側痛など．

12 衝門 しょうもん：SP12

| 部位○：鼠径部，鼠径溝，大腿動脈拍動部の外方（曲骨と同じ高さ，府舎の内下方）．
|　　●：曲骨の外3寸5分，鼠径溝中の動脈拍動部．

> 「曲骨の外3寸5分,鼠径溝中の動脈拍動部」から,「鼠径溝,大腿動脈拍動部の外方(曲骨と同じ高さ,府舎の内下方)」へと記述が変更された.鼠径動脈の位置が変わらないことから,従来の位置より外方へ移動したものとみられるが,実際は,取穴部位の相違はないと思われる.

| 字　義：衝は,衝撃,動脈の拍動を表す.門は門戸.動脈の拍動を触れる部にある穴の意.
| 穴　性：調理下焦.
| 解　剖：腸腰筋,鼠径溝,大腿動脈,大腿神経(知),L1デルマトーム.

臨床のヒント

腹痛,痔,小便不利など.瘀血がある場合に本穴を含む鼠径靱帯の幅が広くなり,固く,圧痛が生じやすい.生理の後で靱帯の幅が減少し,圧痛は逆に強くなることが多い.緊張性も柔らかく変化することがあるが,内側の胃経や腎経は変化しやすく,外側の脾経や胆経の変化は出にくいようである.生理の前後で明らかな変化が出るので,瘀血の指標として興味深い所見の1つである.

13 府舎 ふしゃ：SP13

| 部位○：下腹部,臍中央の下方4.3寸,前正中線の外方4寸.
　　　●：大横穴の下4寸3分,衝門穴の上7分.

> 前正中線の外方3.5から4寸へ変更になった.厳密に大横の下4.3寸あるいは衝門の上0.7寸をとるのは難しいが,前正中線の外方4寸で,鼠径靱帯がほぼこの位置に相当する.ただし,脾経の走行が従来の正中線の外方3.5から4寸に変更されている.前正中線の外方4寸は,任脈と中腋窩線間を8寸として,その中央をとっていたが,この基準が削除されたことから,両乳頭間8寸を基準として,乳頭線の延長線にとればよいことになる.

| 字　義：府は集まる.舎は住居.足太陰,足厥陰,陰維の3脈が腹中に入り,脾をまとい,心肺の気と結び集結して居住する意.

| 穴　性：調下焦, 散結聚.
| 解　剖：内・外腹斜筋.

(臨床のヒント)

　腹痛, 積聚など. 本穴から脾経は中極, 関元を経て腹結へと流注する. したがって, 排尿障害や小便不利などにも使用することができる. 逆に, 脾の臓や脾経の異常によって出現する排尿障害や軟便・下痢等には, 中極や関元を併用することが効果的である.

14 腹結　ふっけつ：SP14

| 部　位○：下腹部, 臍中央の下方1.3寸, 前正中線の外方4寸.
　　　　●：大横穴の下1寸3分.

> 前正中線の外方3.5寸から4寸へ変更になった. 臍と恥骨結合の間5寸から, 1.3寸をカウントして, 臍の外方4寸の位置にとる.

| 字　義：結は集結. 腹部で邪気が胸腹に集結して異常を起こすのを治す穴の意.
| 穴　性：理気血, 調腸胃.
| 解　剖：内・外腹斜筋, 肋間神経（知）.

(臨床のヒント)

　腹痛, 下痢, 便秘など.

15 大横　だいおう：SP15

| 部　位○：上腹部, 臍中央の外方4寸（天枢, 肓兪, 神闕と同じ高さ, それらの外方）.
　　　　●：臍の外方3寸5分.

> 前正中線の外方3.5寸から4寸へ変更になった. 臍の外方で乳頭線との交点にとる.

| 字　義：平らなことを「横」という. 横行結腸を指し, 大腸疾患を治す穴の意. また, 臍の横に位置する穴の意.
| 穴　性：温中理腸.

| 解　剖 ：内・外腹斜筋，肋間神経（知），Th10デルマトーム．

臨床のヒント

腹痛，下痢，便秘など．

16 腹哀 ふくあい：SP16

| 部位○：上腹部，臍中央の上方3寸，前正中線の外方4寸（大横の上方3寸，建里と同じ高さ）．
　　●：大横穴の上3寸，建里穴の外3寸5分．

> 前正中線の外方3.5寸から4寸へ変更になった．臍と胸骨体下端までの間を8寸として臍の上方3寸をとり，その外方で乳頭線との交点にとる．季肋部の狭い人では，従来の期門（第9肋軟骨付着部下際），日月（第9肋軟骨付着部下際の下5分）と一致することがある．

| 字　義 ：哀は，泣き叫ぶこと．腸の蠕動が亢進して腸音が悲鳴のように聞こえる部の意．
| 穴　性 ：調理腸胃．
| 解　剖 ：内・外腹斜筋，肋間神経（知）．

臨床のヒント

消化不良，便秘，下痢など．

17 食竇 しょくとく：SP17

| 部位○：前胸部，第5肋間，前正中線の外方6寸（食竇，乳根，歩廊，中庭は，第5肋間の高さに並ぶ）．
　　●：中庭穴の外6寸，乳根穴の外2寸，第5肋間．

> 取穴部位の違いはない．第5肋間の高さで，前正中線から乳頭線までの距離（4寸）をさらに延長して6寸をとり，その交点にとる．

| 字　義 ：あな，みぞ，空間のことを竇．飲食物の運化を助け，各空間（各部）に行きわたらせる意．
| 穴　性 ：調脾胃，利胸膈．
| 解　剖 ：大胸筋，肋間神経（知）．

臨床のヒント

胸肋腸満，嘔吐など．

18 天渓（谿）てんけい：SP18

- **部位**○：前胸部，第4肋間，前正中線の外方6寸（天渓，乳中，神封，膻中は，第4肋間の高さに並ぶ）．
  - ●：膻中穴の外6寸，乳中穴の外2寸，第4肋間．

  > 取穴部位の違いはない．第4肋間の高さで，前正中線から乳頭線までの距離（4寸）をさらに延長して6寸をとり，その交点にとる．

- **字 義**：天は上方．この部を治療すると乳汁分泌が良くなり，天然の渓流のように流れ出す意．
- **穴 性**：寛胸，通乳．
- **解 剖**：大胸筋，肋間神経（知），Th4デルマトーム．

臨床のヒント

胸痛，癰，乳汁分泌異常など．セクハラに注意する必要がある．

19 胸郷 きょうきょう：SP19

- **部位**○：前胸部，第3肋間，前正中線の外方6寸（胸郷，膺窓，霊墟，玉堂は，第3肋間の高さに並ぶ）．
  - ●：玉堂穴の外6寸，膺窓穴の外2寸，第3肋間．

  > 取穴部位の違いはない．第3肋間の高さで，前正中線から乳頭線までの距離（4寸）をさらに延長して6寸をとり，その交点にとる．

- **字 義**：胸はむね，心，要，前．郷は，人の住んでいるところ，村里，田舎，窓，国，故郷．胸部疾患の主治穴の意．
- **穴 性**：寛胸利気．
- **解 剖**：大胸筋，肋間神経（知）．

臨床のヒント

胸痛．

20 周栄 しゅうえい：SP20

- **部位**○：前胸部，第2肋間，前正中線の外方6寸（周栄，屋翳，神蔵，紫宮は，第2肋間の高さに並ぶ）．
  - ●：紫宮穴の外6寸，屋翳穴の外2寸，第2肋間．

  > 取穴部位の違いはない．第2肋間の高さで，前正中線から乳頭線までの距離（4寸）をさらに延長して6寸をとり，その交点にとる．

- **字　義**：周は全身．栄は，栄養．経気がここから全身に散布される場所の意．
- **穴　性**：寛胸利気．
- **解　剖**：大胸筋，肋間神経（知）．

臨床のヒント

咳，喘息，胸痛など．

21 大包 だいほう：SP21―脾の大絡

- **部位**○：側胸部，第6肋間，中腋窩線上（側臥して上腕を外転したとき，中腋窩線と第6肋間の交点）．
  - ●：腋窩中央の下6寸，中腋窩線上の肋間に取る．

  > 「腋窩中央の下6寸」から「第6肋間の高さで，中腋窩線との交点にとる」とされたが，取穴部位の違いはないと考えられる．

- **字　義**：包は請け負う．四肢五臓を潤し，臓腑百骸に益を受けさせる穴の意．
- **穴　性**：寛胸利脇，統諸絡．
- **解　剖**：前鋸筋，肋間神経（知）．

臨床のヒント

脾の大絡であることから，全身疼痛，四肢無力など．慢性的に飲食の不摂生をすると，圧痛が生じやすい．

7. 手少陰心経
Heart Meridian (HT)

流注　心中に起こり，心系に属し，横膈膜を下って小腸をまとう．その支なるものは心系より上行して咽を挟み，目につながる．直行するものは，心系より還って肺に上がり，下って腋窩に出て上腕内側を下り，肘の内側（少海）に出て，前腕内側を通って手関節内側の豆状骨上際（神門）を経て，小指の末端橈側に終わり，手の太陽小腸経に連なる．

主要病証

- 手少陰心経の証候：咽頭の乾き，口渇欲飲，脇痛，手腕内側痛，手心熱痛．
- 心の証候：心痛，心悸，不眠，神志（精神）異常．

※心臓疾患には主として心包経が用いられ，心経の経脈病証に対しては，心経上の経穴が多用されるようである．

112　7．手少陰心経

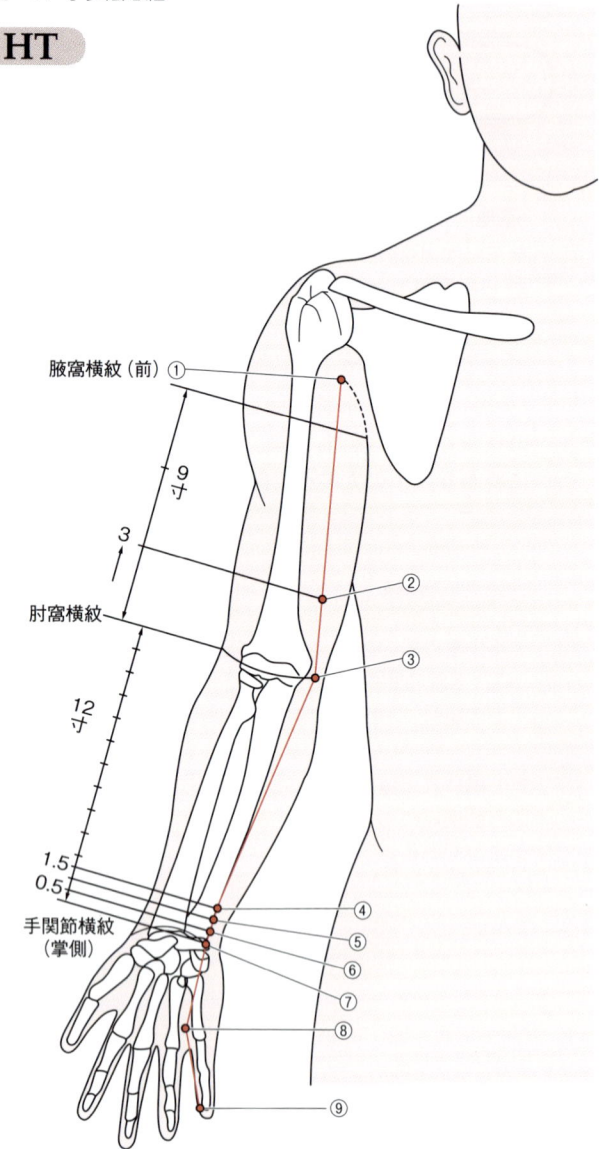

HT

腋窩横紋（前）　①

9寸

3寸

肘窩横紋

12寸

1.5
0.5

手関節横紋
（掌側）

②
③

④
⑤
⑥
⑦
⑧
⑨

1 極泉 きょくせん：HT1

部位○：腋窩，腋窩中央，腋窩動脈拍動部．
　　　●：腋窩中央で動脈拍動部．
> 取穴部位の相違はない．腋窩中央の動脈拍動部にとる．

字　義：極は，極まる，根本，最上．泉は，水の湧き出るところ．腋窩動脈の拍動部にあたり，動脈の拍動が，水が急に湧き出して流れる様に似ていることの意．

穴　性：活血疏筋．

解　剖：腋窩，腋窩動脈，肋間神経（知）．

臨床のヒント

　日本ではあまり使われる経穴ではないが，石学敏（天津中医薬大学）によれば，委中穴とともに「醒脳開竅法」の刺激経穴としてきつい瀉法を行うことによって，中枢性の運動麻痺の改善に有効としている．かつては，動脈拍動部に刺鍼していたが，副作用が出るということで，末梢3cmほどの部位に移動したようである．

2 青霊 せいれい：HT2

部位○：上腕内側面，上腕二頭筋の内側縁，肘窩横紋の上方3寸．（肘を曲げ，腕を外転し，極泉と少海を結ぶ線上，少海から1/3）．
　　　●：少海穴から極泉穴に向かい上3寸．
> 取穴部位の相違はない．肩関節を外転・外旋して少海から極泉を結ぶ線上で，少海の上3寸（少海と極泉を結ぶ線が9寸であることから下1/3）にとる．上腕動脈，尺骨神経幹の走行上に位置する．

字　義：青は，あおい，若い．望診で青は痛みに関連する．霊は，神，みたま，死者の魂，効き目のあること（霊験）．痛みに効果的な穴，また，頭・心・胸・腕の疼痛疾患や精神的な症状に効果のある穴の意．

穴　性：散風止痛．

解　剖：内側上腕二頭筋溝, 上腕動脈, 尺骨神経幹.

臨床のヒント

頭痛, さむけ, 肩肘の痛みなど.

3　少海　しょうかい：HT3 ─ 合水穴

部位○：肘前内側, 上腕骨内側上顆の前縁, 肘窩横紋と同じ高さ（肘を曲げ, 上腕骨内側上顆と肘窩横紋の内側端を結ぶ線上の中点）.

**　●**：肘を半ば屈曲し, 肘窩横紋の内端で, 上腕骨内側上顆から橈側へ入ること5分.

> 取穴部位の相違はないと思われる. 肘窩横紋の延長線上で, 上腕骨内側上顆の前縁にとる. なお, 肘窩横紋内側端と内側上顆の中央は, 肘を曲げる角度で肘横紋内側端の位置が変わることから, 注意が必要である.

字　義：少は少ない, かすか, 小さい, 幼い. 海は, うみ, 百川の注ぐところ, 多く集まるところ. 少は少陰心経の少, 海は百川の注ぐところから, 心経の気血の多く集まるところ.

穴　性：通心竅, 安神志.

解　剖：上腕骨内側上顆, 円回内筋, 橈側手根屈筋.

臨床のヒント

心痛, 健忘, 頭痛, 肘関節痛など. 諸痛に効あるとされている. 圧痛の非常に出現しやすい穴でもある.

4　霊道　れいどう：HT4 ─ 経金穴

部位○：前腕前内側, 尺側手根屈筋腱の橈側縁, 手関節掌側横紋の上方1.5寸（神門の上方1.5寸, 尺骨頭上縁と同じ高さ. 豆状骨の上縁橈側の上方1.5寸）.

**　●**：前腕前尺側にあり, 神門穴の上1寸5分, 尺側手根屈筋腱の橈側.

> 前腕の骨度が1尺から1尺2寸に変更されたことから，わずかに遠位（下方）へ移動した．神門と少海を結ぶ線上で，神門の上1寸5分（1.5/12）の尺側手根屈筋腱の橈側にとる．

- **字　義**：霊は，心霊，神霊，精神，思惟，みたま，こころ．道は道路，通路．心の機能を伝達する通路，精神疾患，心臓病を治す穴の意．
- **穴　性**：寧心安神．
- **解　剖**：尺側手根屈筋腱，尺骨神経，尺骨動脈．霊道から神門まで尺骨神経，尺骨動脈が通る．

（臨床のヒント）

　心痛，動悸，舌のこわばり，めまいなど．反応は，尺側手根屈筋腱の尺側に出ることもあるようである．

5　通里 つうり：HT5―絡穴

- **部位〇**：前腕前内側，尺側手根屈筋腱の橈側縁，手関節掌側横紋の上方1寸（神門の上方1寸，霊道は尺骨頭の根部，通里は体部，陰郄は底部にある．豆状骨の上縁橈側の上方1寸）．
- **●**：前腕前尺側にあり，神門穴の上1寸，尺側手根屈筋腱の橈側．

> 前腕の骨度が1尺から1尺2寸に変更されたことから，わずかに遠位（下方）へ移動した．神門と少海を結ぶ線上で，神門の上1寸（1/12）の尺側手根屈筋腱の橈側にとる．

- **字　義**：通は通達，経過，通る，至る，行き渡る．里は，裏，村，さと，道の長さ．心と小腸の表裏両経に通じる穴の意．
- **穴　性**：寧心安神．
- **解　剖**：尺側手根屈筋腱，尺骨神経，尺骨動脈．

（臨床のヒント）

　動悸，舌のこわばり，言語障害，頭痛，めまい，崩漏，上肢内側痛など．

6 陰郄 いんげき：HT6―郄穴

部位○：前腕前内側，尺側手根屈筋腱の橈側縁，手関節掌側横紋の上方0.5寸（神門の上方0.5寸，尺骨頭下縁と同じ高さ，豆状骨の上縁橈側の上方0.5寸）．
　●：前腕前尺側にあり，神門穴の上5分，尺側手根屈筋腱の橈側．

> 前腕の骨度が1尺から1尺2寸に変更されたことから，わずかに遠位（下方）へ移動した．神門と少海を結ぶ線上で，神門の上0.5寸（0.5/12）の尺側手根屈筋腱の橈側にとる．

字　義：陰は陰陽の陰，地の気，夜，月，内側，五臓．郄は間隙，裂け目，隙間，割れ目，傷．心経の郄穴の意．
穴　性：寧心安神，滋養陰血．
解　剖：尺側手根屈筋腱，尺骨神経，尺骨動脈．

臨床のヒント
心痛，動悸，盗汗，吐血，失語など．

7 神門 しんもん：HT7―兪土穴，原穴

部位○：手関節前内側，尺側手根屈筋腱の橈側縁，手関節掌側横紋上（豆状骨上縁橈側の陥凹部，手関節掌側横紋）．
　●：手関節前面横紋の尺側にあり，豆状骨の上際で尺側手根屈筋腱の橈側．

> 取穴部位の相違はない．手関節掌側横紋の尺側で，尺側手根屈筋腱の橈側，豆状骨の上縁にとる．

字　義：神は神，魂，心，霊，精神．門は出入り口，一族，家．心気の出入りする穴の意．
穴　性：寧心安神，養陰固表．
解　剖：尺側手根屈筋腱，豆状骨，尺骨神経，尺骨動脈．

臨床のヒント
心痛，心煩，動悸，認知症，健忘，不眠，頭痛，めまいなど．本

穴は比較的使用頻度の高い穴であり，精神的な愁訴を有する症例では，非常に軟弱，発汗といった虚の反応が出現しやすい穴である．乳癌の外科手術後に前胸部（乳房部）の引きつりや痛みを訴えることがある．手少陰経筋病として本穴への切皮置鍼，もしくは皮内鍼刺激で鎮痛効果が期待される．

8 少府 しょうふ：HT8―滎火穴

- **部位**○：手掌，第5中手指節関節の近位端と同じ高さ，第4・第5中手骨の間（第4・第5中手骨間，拳を握ったときに小指頭があたるところにある．労宮と同じ高さ）．
  - ●：手掌部にあり，指を屈し，薬指と小指の指尖が手掌にあたるところの中間にとる．

> 取穴部位の相違はない．第4・第5中手骨の間で第5中手指節関節の近位端，拳を握ったときに小指頭があたるところにとる．

- **字　義**：少は少ない，少し，かすか，しばらく，子ども，若い．府は倉，司，役所，町，人やものの集まるところ．心経の気の集まるところの意．
- **穴　性**：清心除煩．
- **解　剖**：虫様筋，尺骨神経．

臨床のヒント

動悸，胸痛，掌中の熱感（ほてり）など．非常に痛みを伴う部位であり，刺鍼は控えた方がよいと思われる．精神的変動，不眠等によって，本穴に強い圧痛，硬結が出現しやすい．マッサージをするだけでも効果的である．速刺速抜して心熱を泄してもよい．

9 少衝 しょうしょう：HT9―井木穴

- **部位**○：小指，末節骨橈側，爪甲角の近位外方0.1寸（指寸），爪甲橈側縁の垂線と爪甲基底部の水平線との交点．
  - ●：小指橈側爪甲根部，爪甲の角を去ること1分．

> 取穴部位の相違はない．

- **字　義**：少は少ない，かすか，少陰経．衝は要衝，つく，向かう，あたる，出る，動く，道路．心経の要衝の穴，経気のあふれ出るところ，突きあたりの穴（井穴）の意．
- **穴　性**：開竅醒神，解熱蘇厥．
- **解　剖**：尺骨神経．

臨床のヒント

動悸，心痛，てんかん，熱病，中風，上肢内側痛など．

8. 手太陽小腸経
Small Intestine Meridian (SI)

> 流注　小指末端（少沢）に起こり，手の尺側（前谷，後渓）をめぐり，手関節を経て前腕尺側を上行して肘関節（小海）に至り，上腕後内側より肩の後ろから肩甲骨をめぐり大椎で左右が交わる．ついで欠盆に入り心をまとい，横膈膜を下り胃に至り，小腸に属す．その支なるものは欠盆から別れて頸をめぐり，頬に上がり外眼角（瞳子髎）から耳中に入る．またその支なるものは，頬から別れて鼻から内眼角（晴明）に行き，足太陽膀胱経に連なる．

主要病証

- 手太陽小腸経の証候：耳聾，目黄，頬部の腫れ，咽喉腫痛，頸部の運動不利，肩・前腕外側後縁の痛み．
- 小腸の証候：小腹脹痛，頻尿，泄瀉または便秘．

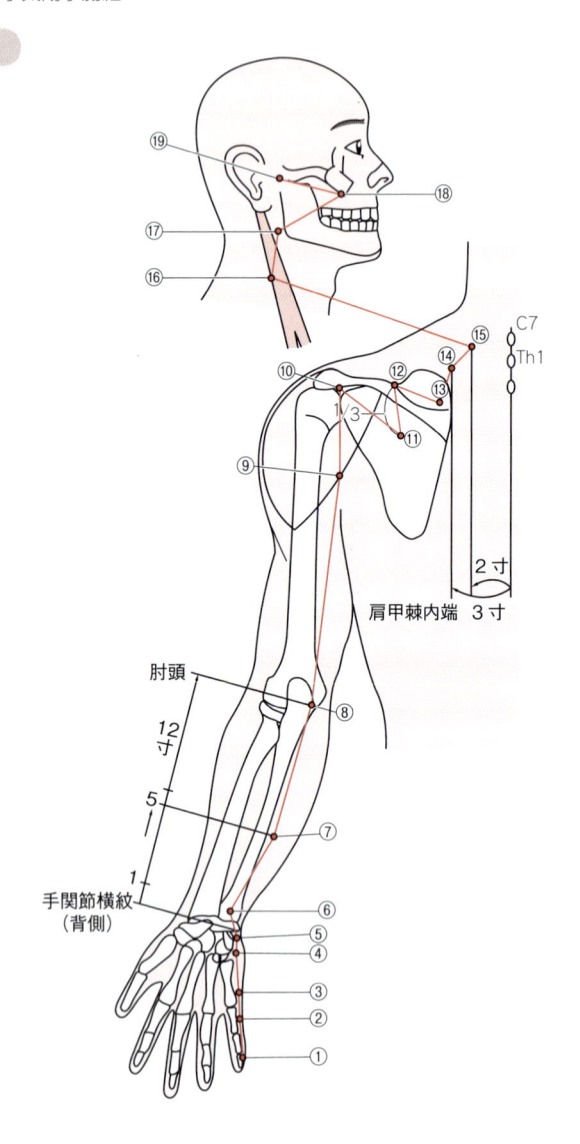

120 8. 手太陽小腸経

SI

肩甲棘内端 3寸
2寸

肘頭
12寸
5
1

手関節横紋
（背側）

C7
Th1

1 少沢 しょうたく：SI1 ― 井金穴

部位○：小指，末節骨尺側，爪甲角の近位内方0.1寸（指寸），爪甲尺側縁の垂線と爪甲基底部の水平線との交点．
●：小指尺側爪甲根部，爪甲の角を去ること1分．

取穴部位の相違はない．

字　義：少は小さい，少ない，少し，かすか．沢は，さわ，水と草の交錯するところ，低く水をたたえたところ，じめじめしたところ．水をたたえて潤沢であるところ，気血がみなぎっているところの意．

穴　性：清熱利咽，通乳，通経活絡，開竅．

解　剖：尺骨神経（知）．

臨床のヒント

　熱病，中風，乳汁分泌異常，咽喉腫痛，頭痛，耳聾，耳鳴，上肢後外側の疼痛など．扁桃腺の腫脹，風邪で高熱がある場合（風寒ではなく風熱の場合）に，本穴から刺絡することによって咽痛および熱を取ることができる．また，むちうち後遺症などで頑固な後頸部痛があるときにも，刺絡することによって，経気を疏通させることができる．

2 前谷 ぜんこく：SI2 ― 滎水穴

部位○：小指，第5中手指節関節尺側の遠位陥凹部，赤白肉際（軽く拳を握り，小指の中手指節関節掌側横紋の尺側端）．
●：第5中手指節関節の下，尺側陥凹部．

取穴部位の相違はない．第5中手指節関節尺側の遠位（下方）陥凹部で赤白肉際にとる．

字　義：前は前，進む，導く，先．谷は谷あい，湧き出た水が流れて山あいを通過するところ，渓（谿）より小さい谷．手足末端部に近い陥凹部で本節（中手指節関節）の前にある穴の意．

| 穴　性：清熱舒筋.
| 解　剖：尺骨神経（知）.

臨床のヒント

　熱病，耳鳴，眼痛，咽喉腫痛，上肢後外側痛，手指の麻痺など．手太陽小腸経のこり痛みは，肩こり患者，むち打ち症，同後遺症等で非常に多く観察される．特に三角筋後部線維，肩甲骨後面（棘下窩，棘上窩），肩外兪から肩中兪，さらに下顎骨後面で胸鎖乳突筋前面の天窓，天容穴付近に至る．こういった部位の動作時痛，つっぱり，引きつり等は「経筋病」のカテゴリーであるが，本穴への刺鍼により，刺鍼直後から奏効することが多い．

　刺鍼は，切皮程度の置鍼でも，円皮鍼，皮内鍼，施灸でも良い．最も侵襲の少ない皮内鍼をわずか0.5mm程度中枢方向に横刺するだけでも有効であることが多い．

3　後渓（谿）こうけい：SI3
―兪木穴，督脈の代表穴（八脈交会穴）

| 部　位○：手背，第5中手指節関節尺側の近位陥凹部，赤白肉際（軽く拳を握り，手掌の遠位横紋の尺側端，赤白肉際）．
　　　　●：第5中手指節関節の上，尺側陥凹部，手を握ってできる横紋の端に取る．

> 取穴部位の相違はない．第5中手指節関節尺側の近位（上）陥凹部で赤白肉際にとる．軽く拳を握ると，手掌横紋の尺側端にあたる．

| 字　義：前谷に対し，本節（中手指節関節）の後方の陥凹部にある穴の意．
| 穴　性：散風舒筋，通督脈，寧心安神，清熱利咽．
| 解　剖：小指外転筋，尺骨神経（知）．

臨床のヒント

　頭項強痛（項のこわばり，頭痛），耳聾，目の充血，盗汗，めまい，熱病など．督脈の代表穴（八脈交会穴）であることから，督脈経上のぎっくり腰，腰痛にも有効である．特に，ぎっくり腰や慢性で

も腰痛が強くなるときには，本穴の表面が軟弱で発汗し，深部に索状の硬結を触れる（表虚裏実）ことが多い．浅いところに補鍼をするか，やや深部の硬結を散らし抜鍼するときに鍼孔を閉じるようにしても効果が見られる．非常に応用範囲の広い経穴である．風邪（風寒表証）の際の治療にも使用しうる．

4　腕骨　わんこつ：SI4―原穴

- **部位**○：手関節後内側，第5中手骨底部と三角骨の間の陥凹部，赤白肉際（後渓から第5中手骨を骨の突起まで擦上して，第5中手骨底部と三角骨の間の陥凹部）．
  - ●：手背尺側，第5中手骨底と三角骨の間の陥凹部．

> 取穴部位の相違はない．第5指尺側を擦上していくと第5中手骨底部を越えたところで，三角骨との間の陥凹部を触れ，赤白肉際にとる．

- **字　義**：腕は手根部，腕，手首．骨は骨格，堅い．手根骨部にある穴の意．
- **穴　性**：散風舒筋，去湿熱．
- **解　剖**：尺骨神経（知）．

臨床のヒント

頭痛，項部のこわばり，耳鳴，上肢後外側痛など．小腸経の原穴であり，小腸経上の愁訴に対して広く用いることができる．

5　陽谷　ようこく：SI5―経火穴

- **部位**○：手関節後内側，三角骨と尺骨茎状突起の間の陥凹部．
  - ●：手関節後面，尺骨茎状突起の下際陥凹部．

> 取穴部位の相違はない．手関節後内側（尺側）で，三角骨と尺骨茎状突起の間の陥凹部にとる．

- **字　義**：陽は陰陽の陽，陽側，日のあたるところ．腕関節背面の陥凹部にある穴の意．
- **穴　性**：舒筋，清熱．

■ 解　剖：尺側手根伸筋, 尺骨神経（知）.

臨床のヒント

頸部の腫脹, 上肢後外側痛, 目の充血, 耳聾, 耳鳴など.

6　養老　ようろう：SI6—郄穴

■ 部位○：前腕後内側, 尺骨頭橈側の陥凹部, 手関節背側横紋の上方1寸（手掌を下に向け（前腕を回内して）, 指で尺骨頭の頂点を押さえて手掌を胸部に向けると（回外すると）, 指が滑り込む骨の割れ目）.
　　　●：陽谷穴の上1寸, 尺骨茎状突起と尺骨頭の間の陥凹部.

> 前腕の骨度が1尺から1尺2寸になったことから, わずかに遠位（下方）へ移動した. 手関節横紋の上方1寸で, 尺骨頭橈側の陥凹部にとる.

■ 字　義：養は養う, 育てる, 飼える, 治める, 守る, 隠す. 老は年寄り, 老いぼれ, 衰える, 朽ちる, 老人, 大事な. 老人病に有効な穴の意. また, 尺骨茎状突起の根本にある穴の意.
■ 穴　性：舒筋明目.
■ 解　剖：尺側手根伸筋, 尺骨頭.

臨床のヒント

頸肩上肢痛など.

7　支正　しせい：SI7—絡穴

■ 部位○：前腕後内側, 尺骨内縁と尺側手根屈筋の間, 手関節背側横紋の上方5寸（陽谷と小海を結ぶ線上の中点の下方1寸）.
　　　●：陽谷穴から小海穴に向かい上5寸, 尺骨後面のほぼ中央.

> 前腕の骨度が1尺から1尺2寸になったことから, 取穴法は同じであるが, 遠位（下方）へ移動した. 陽谷と小海を結ぶ線上で陽谷から5/12の位置にとる. なお, 従来は陽経であったことから尺側手根伸筋上にとられていたが, 2穴を結ぶ線が尺側手根屈筋上に位置することから, この筋上とされた. したがって, 遠位後内へ移動したことになる.

■ 字　義：支は, ささえる, 分かれる, 枝, 支柱, 支持, 維持, 載る.

正は，正しい，真っ直ぐ，平ら，中央，定める，決める，改める．枝分かれする穴（絡穴）の意．

| 穴　性：**解表清熱**，安神志．
| 解　剖：尺側手根屈筋．

（臨床のヒント）

　頸肩上肢痛，頭痛，めまいなど．頑固な頸部のこり痛みを有する症例で，本穴から小海にかけて硬結，索状緊張，圧痛を触知することが多い（瘀血性）．ただし，尺側手根伸筋上であって屈筋上には現れにくい．屈筋の場合には小腸経よりも心経の異常で出現しやすい．経穴位置は伸筋上に取るべきと考えられる．

　肘部管症候群の際，尺側手根屈筋・深指屈筋の緊張や圧痛が出現し，この筋の緊張をとることによって軽減する．このことは，伸筋ではなく屈筋中に取ることに意義がある可能性がある．

8　小海　しょうかい：SI8 ─合土穴

| 部　位○：肘後内側，尺骨肘頭と上腕骨内側上顆の間の陥凹部（肘を軽く屈曲し，尺骨神経溝中）．
| 　　　●：上腕骨内側上顆と肘頭の間，陥凹部，肘を半ば屈曲して取る．

> 経穴位置の相違はない．肘頭と上腕骨内側上顆の間の尺骨神経溝の陥凹部にとる．

| 字　義：小は小さい，少し，細い，狭い，幼い．海はうみ，百川の注ぐところ，多く集まるところ，大きい，広い．小腸経の気血の合流するところ．
| 穴　性：去風，散熱，活絡，開竅，**通経鎮痛**．
| 解　剖：尺骨神経溝．

（臨床のヒント）

　本穴の部位を尺骨神経幹が走行する．頸肩上肢痛，頭痛，めまい，耳鳴，耳聾など．尺骨神経麻痺や尺骨神経上の痛みがある場合，本穴よりすぐ遠位（末梢）の肘頭と上腕骨内側上顆を底辺とする正三角形の頂点付近に顕著な圧痛の見られることが多い．尺側手根屈筋

停止部の間のフィブラスバンド（腱弓）と尺骨の間に尺骨神経が走行しており，尺側手根屈筋の緊張によってこの腱弓が緊張することによって神経の絞扼が起こるもので，肘部管症候群と呼ばれる．エントラップメントニューロパチー entrapment neuropathy の一種である．この場合，停止部である肘頭と内側上顆部の尺側手根屈筋の2頭に対して刺激を加えたり，この筋の途中の緊張・圧痛点への刺激によって緊張を緩めることによって改善することができる．

9 肩貞 けんてい：SI9

- **部位**○：肩周囲部，肩関節の後下方，腋窩横紋後端の上方1寸（上腕を内転すると，腋窩横紋後端の上方1寸，三角筋の後側）．
  - ●：腋窩横紋の後端から上1寸．

> 取穴部位の相違はない．腋窩横紋後端の上方1寸で，三角筋の後側にとる．1寸は，肘窩横紋から腋窩横紋間9寸を基準とする．

- **字 義**：肩は肩．貞は，正しい，定まる，当たる．経の気が上行して肩に当たるところの穴の意．
- **穴 性**：疏経活絡，去風止痛．
- **解 剖**：三角筋，小円筋．

臨床のヒント

　肩関節痛，上肢痛，耳鳴，耳聾など．野球等で急に肩を痛めたという場合，三角筋後部線維の筋膜症が多い．筋膜の部分断裂を起こすと，特徴的な索状の緊張および圧痛，動作時痛を確認することができる．同部位に対して正確に弱刺激（疼痛部位と一致した響（ひびき）が確認されたなら効果が期待できる）を与えても鎮痛効果を得ることができるが，末梢の前谷，後渓の圧痛点への軽微な刺激でも鎮痛効果を得ることが可能である．なお，肝鬱気滞が強いケースや，肝の異常を有するケースでは肝と小腸は子午の陰陽関係にあることから，小腸経の三角筋後部の痛みを訴えるケースが圧倒的に多い．肝鬱気滞に対する治療（合谷や太衝，期門等への瀉法）を行った段階で，症状のかなり軽減することがあり，興味深い所見である．逆に，三角筋後

部の異常部位に対する局所治療や前谷・後渓等への経筋治療を行っても十分な鎮痛効果が得られない場合には，肝鬱気滞の治療を行った途端に再度局所治療を行わなくても肩関節痛の消失する場合が多い．

10 臑兪 じゅゆ：SI10

- **部位** ○：肩周囲部，腋窩横紋後端の上方，肩甲棘の下方陥凹部．
  - ●：腋窩横紋後端の上方で，肩甲棘外端の下際陥凹部．

  > 取穴部位の相違はない．腋窩横紋後端の上方が肩甲棘外端に相当し，その部位の肩甲棘の下方陥凹部にとる．

- **字 義**：臑は，腕，二の腕，上腕骨，上腕部．兪は，然り，答える，進む，安らか，落ち着く，丸木舟，癒える．経脈の気の出入りするところ．上腕骨上端（臑）の穴の意，また，上腕の治療に適した穴の意．
- **穴 性**：散風舒筋，通経止痛．
- **解 剖**：三角筋，（棘下筋），C4デルマトーム．

臨床のヒント

肩関節痛．五十肩などでは，本穴の下方の深部に頑固な硬結，圧痛を認めることが多い．

11 天宗 てんそう：SI11

- **部位** ○：肩甲部，肩甲棘の中点と肩甲骨下角を結んだ線上，肩甲棘から1/3にある陥凹部．
  - ●：棘下窩のほぼ中央．

  > 「棘下窩のほぼ中央」から「肩甲棘の中点と肩甲骨下角を結んだ線上の上1/3の陥凹部」へと上方へ移動した．

- **字 義**：天は大空，上，高い，神，大きい，自然，陽，上部．宗は，集まる，尊い，本，長い，衆．上部で気血の集まるところ．
- **穴 性**：舒筋散風，疏筋利節．
- **解 剖**：棘下筋．

臨床のヒント

肩甲部痛，上肢痛など．本穴の部位には肩甲上神経が走行する．刺激がきついことから，強刺激は慎むべきである．特に心疾患を有する症例では注意が必要である．

12 秉風 へいふう：SI12

- **部位**○：肩甲部，棘上窩，肩甲棘中点の上方．
  - ●：肩甲棘のほぼ中央上際．

  > 取穴法はほとんど同じであるが，「肩甲棘のほぼ中央上際」から「肩甲棘中点の上方」へとわずかに上方へ移動した．

- **字　義**：秉は，受け取る，執る，持つ，手に握る，把む，稲束．風は，風，気の動き，八風，動，散，慣習，風邪．風病を束ねる，把む，治療する穴．また，風邪の侵害を受けやすくまた治療に有効な穴の意．
- **穴　性**：舒筋散風．
- **解　剖**：棘上筋，僧帽筋，C4デルマトーム．

臨床のヒント

肩甲部痛，上肢のだるさなど．五十肩などの頑固な肩関節痛を生じると肩関節の運動制限をきたすが，棘上筋の萎縮が高度に合併する．また，腱板炎等で異常を起こすのは圧倒的に棘上筋の腱に生じやすく，本穴付近のこり，痛みを起こすことが多いが，肩こりにまぎれて見過ごすことが意外と多い．

13 曲垣 きょくえん：SI13

- **部位**○：肩甲部，肩甲棘内端の上方陥凹部（臑兪と第2胸椎棘突起を結ぶ線の中点）．
  - ●：肩甲棘内端の上際で，棘上窩．

  > 取穴法はほとんど同じであるが，「肩甲棘内端の上際」から「肩甲棘内端の上方陥凹部」へとわずかに上方へ移動した．「臑兪と第2胸椎棘突起を結ぶ

線の中点」という注記が挿入されたため，取りやすくなったが，両者が一致するかどうかが問題である．

- **字　義**：曲は，曲がる，曲げる，かがむ，よこしま，できない，分ける，節．垣は，垣，垣根，低い塀．垣根のような肩甲棘の突出した部の直下にある穴．
- **穴　性**：舒筋散風．
- **解　剖**：棘上筋，僧帽筋．

（臨床のヒント）

肩甲部痛など．

14 肩外兪 けんがいゆ：SI14

- **部位○**：上背部，第1胸椎棘突起下縁と同じ高さ，後正中線の外方3寸（肩甲棘内側縁の垂線と第1胸椎棘突起下縁の水平線の交点．大杼，陶道および第1胸椎棘突起下縁と同じ高さ）．
- **●**：第1・2胸椎棘突起間の外方3寸，肩甲骨上角の骨際．

> 取穴部位の相違はない．肩甲棘内側縁の垂線（後正中線の外方3寸）と第1胸椎棘突起下縁の水平線の交点にとる．肩中兪とともに「兪」の字が付いているために，膀胱経と混同することが多い．

- **字　義**：肩は肩，堪える，任せる，堅い．外は，外，表，陽，上部，はずれ，地方，他人．兪は癒える，経脈の気の出入りするところ．肩の外側の治療穴の意．肩甲骨の外の意．
- **穴　性**：舒筋散風．
- **解　剖**：僧帽筋，肩甲挙筋．

（臨床のヒント）

頸肩背部痛など．肩こりの際に肩中兪穴とともに硬結，圧痛の出現しやすい穴である．本穴の動作時のこり痛みがある場合に，天窓，天容穴の反応を見て同様な硬結・圧痛が見られる場合は，手太陽経筋病を疑う．前谷，後渓穴などに軽微な刺激を行うことによって症状の緩解することが多い．

15 肩中兪 けんちゅうゆ：SI15

部位〇：上背部，第7頸椎棘突起下縁と同じ高さ，後正中線の外方2寸（肩甲骨内端縁と後正中線を結ぶ線上で，肩甲骨内端縁から1/3の垂直線と第7頸椎棘突起下縁の水平線の交点）．
　　　　●：第7頸椎と第1胸椎棘突間の外方2寸．

> 取穴部位の相違はない．第7頸椎棘突起下縁の外方2寸（後正中線から肩甲骨内縁までを3寸）にとる．肩外兪とともに「兪」の字が付いているために，膀胱経と混同することが多い．なお，上背部は後頸部とすべきである．

字　義：肩井と大椎の中間の意．また，肩の中心部にある治療穴の意．
穴　性：散風舒筋，宣肺止咳．
解　剖：僧帽筋，肩甲挙筋．

臨床のヒント

　咳，肩背痛など．肩甲間部は心肺の陽気の充実する部位である．しかし，神経をすり減らしたり，心配事が多い，気を使い過ぎるなどによって，心気虚，肺気虚が起こると，肩甲間部の隠痛が起こる．痛いような，だるいような愁訴で，指圧すると気持ちがよい．このような場合，不用意に鍼で深刺するとかえって陽気を漏らすことになり，症状の増悪を招く場合が少なくない．頸肩部のみの多数鍼は特に注意が必要である．鍼灸治療では，施灸や，鍼では切皮程度の浅刺が効果的な場合が多い．なお，明らかな肩甲挙筋の牽引感や緊張・圧痛等が顕著な場合には，軽い響（ひびき）を目安として正確に直刺するのも効果的ではある．

16 天窓 てんそう：SI16

部位〇：前頸部，胸鎖乳突筋の後縁，甲状軟骨上縁と同じ高さ（人迎，扶突および甲状軟骨上縁と同じ高さにある．人迎は胸鎖乳突筋の前縁，天窓は胸鎖乳突筋の後縁，扶突は胸

鎖乳突筋の前縁と後縁の中央).
- ●：下顎骨の後下方，胸鎖乳突筋の前縁で，扶突穴と天容穴のほぼ中央．

> 「下顎骨の後下方，胸鎖乳突筋の前縁」から「甲状軟骨上縁と同じ高さで胸鎖乳突筋の後縁」へと，後方へ移動した．

- **字　義**：天は大空，上，高い，神，大きい，自然，陽，上部，頭頸部．窓は，通孔，窓，出入り口．ここでは「頭部の窓」から耳を指す．天の部の気の出入り口．また，耳竅を通じさせる作用のある穴の意．
- **穴　性**：散風清熱．
- **解　剖**：胸鎖乳突筋，広頸筋，C3 デルマトーム．

臨床のヒント

　後頸部・側頸部痛，耳鳴，耳聾など．小腸経のこり・痛みがあるときには，肩外兪から本穴にかけて圧痛が見られる．局所治穴として本穴への刺鍼は有効な場合が少なくない．また本穴は手少陰経別が手太陽経別と交わる部と考えられる．したがって本穴に顕著な硬結・圧痛等があれば，心・小腸の異常を示唆するとともに，これら臓腑の治療を行うこともできる穴といえる．耳鳴点（完骨・風池を底辺とする逆三角形の頂点）と近い．

17　天容　てんよう：SI17

- **部位**○：前頸部，下顎角の後方，胸鎖乳突筋の前方陥凹部．
- 　　●：下顎角の後ろで，胸鎖乳突筋の前縁．

> 「下顎角の後ろで，胸鎖乳突筋の前縁」から「下顎角の後方，胸鎖乳突筋の前方陥凹部」へとわずかに前方へ移動した．

- **字　義**：容は，容貌，入る，入れる，飾り．天の部で陥凹する部分の意．また，耳飾りの当たる部の意．
- **穴　性**：清咽聡耳．
- **解　剖**：広頸筋，胸鎖乳突筋，C3 デルマトーム．

臨床のヒント

天窓に準ずる．耳鳴などの耳疾患で用いることができる．

18 顴髎 けん（かん）りょう：SI18

- **部位** ○：顔面部，外眼角の直下，頬骨下方の陥凹部．
  - ●：外眼角の直下で頬骨の下縁，陥凹部．

  > 経穴部位の相違はない．外眼角の直下で頬骨下方（下縁）の陥凹部にとる．

- **字 義**：顴は，頬骨．髎は，穴，洞窟，窪み．頬骨中央部の窪みにある穴の意．
- **穴 性**：散風活絡．
- **解 剖**：大・小頬骨筋，上顎神経（三叉神経第2枝）（知）．

臨床のヒント

歯痛，頬腫，目の充血など．腎の虚熱がある場合に本穴付近が発赤することが多い．『霊枢』五色篇では，本穴は腎の反応を見る所である．腎気が衰えると女性では，本穴付近の肌が荒れたり化粧ののりが悪くなることが多い．また若年者で腎の虚熱を生じやすい人は，本穴から下あごにかけてにきびや吹き出物の密集することが多い．

19 聴宮 ちょうきゅう：SI19

- **部位** ○：顔面部，耳珠中央の前縁と下顎骨関節突起の間の陥凹部（口をわずかに開けたとき，耳珠中央の前方陥凹部，耳門と聴会の間）．
  - ●：耳珠中央の前，陥凹部，顎関節後縁．

  > 経穴部位の相違はない．耳珠中央の前縁と下顎骨関節突起の間の陥凹部で，口を開けたとき，耳珠中央の前方陥凹部にとる．

- **字 義**：聴は，聞く，まつ，受ける，順う，治める，見極める，うかがう．宮は，家，室，天子の住居，神社，皇族，五音の1つ．耳を表す．また，聴覚に関連する穴の意．
- **穴 性**：通経活絡，益聡開竅．

解　剖：下顎神経（三叉神経第3枝）（知）．

（臨床のヒント）

　耳鳴，耳聾，難聴など．本穴の上下に耳門（三焦），聴会（胆）があるが，これら3穴の圧痛を確認することによって，異常経脈を知ることができる．また側頸部の経筋病で引きつり感や動作時痛がある場合に，本穴に切皮置鍼をした直後に，側頸部の引きつり感が消失するのも，経絡現象の1つである．

9. 足太陽膀胱経
Bladder Meridian (BL)

流注　内眼角（睛明）に起こり，額に上がり百会で左右が交わる．その支なるものは百会より耳の上角に至る．直行するものは，百会より頭蓋内に入り脳をまとい，還り出て項に下り，肩をめぐり，脊柱を挟んで腰中に至り腎をまとい膀胱に属する．その支なるものは，腰中を下って脊を挟み，臀を貫き膕中（こくちゅう）（委中）に入る．その支なるものは，肩から左右に別れ，背の最も外側を通り，臀部の外側および大腿外側を通って委中において先の支別と合する．ついで委中から下腿後側を通り外果の後に出て足の外側をめぐり，足の第5指外側（至陰）に終わり，足の少陰腎経に連なる．

主要病証

- 足太陽膀胱経の証候：悪寒，発熱，鼻づまり，鼻血，頭痛，目の痛み，項部・背部・腰部下肢後面の痛み．
- 膀胱の証候：小便不利，小腹脹満，遺尿．

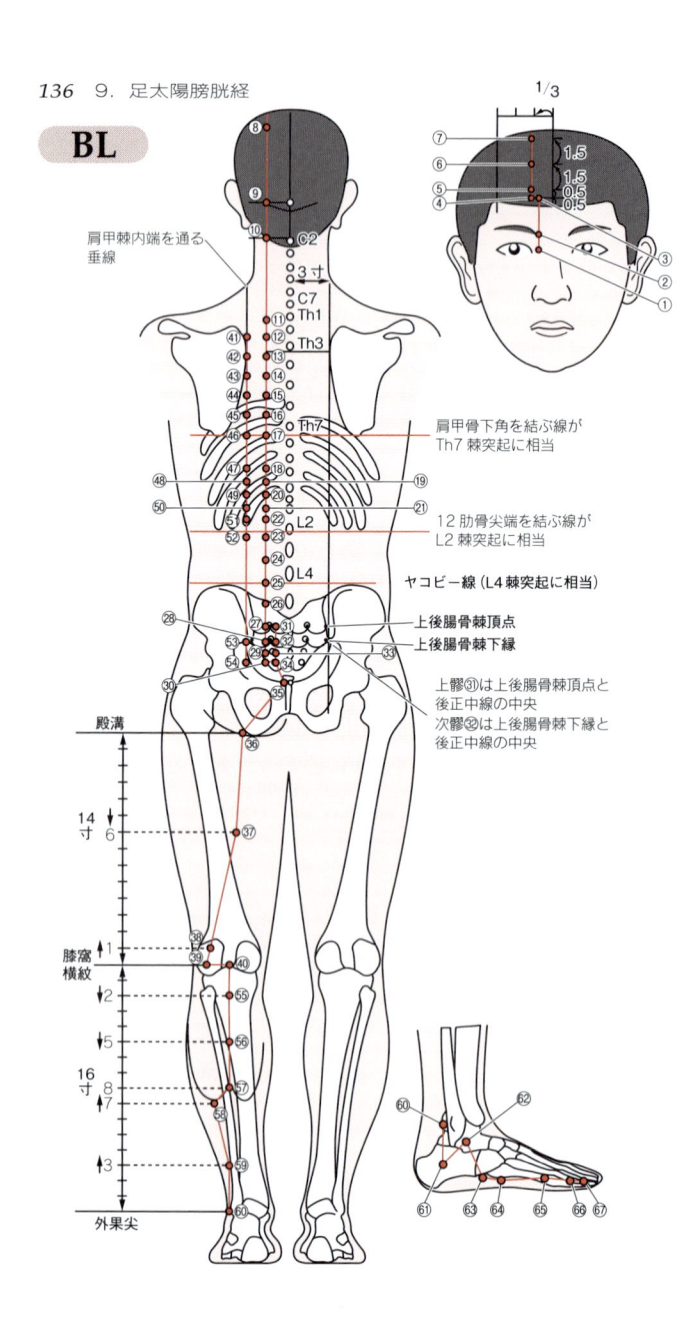

136　9. 足太陽膀胱経

BL

- 肩甲棘内端を通る垂線
- 3寸
- 肩甲骨下角を結ぶ線がTh7棘突起に相当
- 12肋骨尖端を結ぶ線がL2棘突起に相当
- ヤコビー線（L4棘突起に相当）
- 上後腸骨棘頂点
- 上後腸骨棘下縁
- 上髎㉛は上後腸骨棘頂点と後正中線の中央
- 次髎㉜は上後腸骨棘下縁と後正中線の中央
- 殿溝
- 14寸
- 膝窩横紋
- 16寸
- 外果尖

1 睛明 せいめい：BL1

- **部位○**：顔面部，内眼角の内上方と眼窩内側壁の間の陥凹部（目を閉じたとき，内眼角の内上方0.1寸の陥凹部）．
  - **●**：内眼角の内方1分，鼻根との間．

> 「内眼角の内方1分」から「内眼角の内上方と眼窩内側壁の間の陥凹部（目を閉じたとき，内眼角の内上方0.1寸）」へとわずかに上方へ移動した．内眼角の内上方と眼窩内側壁の間の陥凹部にとる．

- **字　義**：睛は瞳，瞳子．明は明らか，明るい．眼病に効果のある穴の意．
- **穴　性**：明目，去風．
- **解　剖**：眼輪筋，眼神経（三叉神経第1枝）（知）．

臨床のヒント

目の充血，流涙，内眥の掻痒・疼痛，近視，色盲など．

眼窩周囲の穴は，眼疾患の局所取穴として有効であり，圧痛のある穴を探して切皮程度の置鍼をするだけでも，目がすっきりして効果的な場合が少なくない．なお，顔面部は内出血の起こりやすい部位であり，後柔法を丁寧にする必要がある．

風邪などで膀胱経に熱を持つと，内眥に目やにがたまったり，むずがゆくべたついたり，涙の結晶がこびりついたりすることがあるのは興味深い現象である．胆経に熱を持つと外眥に同様なことが起こる．足指の榮水穴への刺激が効果的であるが，臓腑・経脈の熱をとることが求められる．

2 攢竹 さんちく：BL2

- **部位○**：頭部，眉毛内端の陥凹部（前頭切痕の陥凹部は，睛明の直上，眉毛内端に触知できる）．
  - **●**：眉毛の内端陥凹部．

> 経穴部位の相違はない．眉毛内端の陥凹部にとる．

- **字　義**：攢は，聚まる．竹は竹，笛．眉の形状を竹の葉にたとえ

たもので，眉があつまるところ，眉の内側にある穴の意.
- **穴　性**：去風，泄熱，明目.
- **解　剖**：眼輪筋，前頭筋，皺眉筋，眼神経（三叉神経第1枝）（知）.

臨床のヒント

頭痛，めまい，目の充血，近視，流涙，眼瞼痙攣など．内出血を起こしやすいことから，刺鍼には注意が必要である.

眼精疲労の際に圧痛が出現しやすく，切皮置鍼をすると効果的である.

3　眉衝　びしょう：BL3

- **部位〇**：頭部，前頭切痕の上方，前髪際の上方0.5寸（神庭と曲差の中央）.

  > 奇穴から正穴に組み込まれた穴である.

- **字　義**：眉はまゆ，衝はつく．膀胱経の経気が眉毛から真上に衝き上げ，髪際に入る部にある穴の意．また眉頭の直上の穴の意.
- **穴　性**：通竅，醒神，去風.
- **解　剖**：前頭筋，眼神経（三叉神経第1枝）（知）.

臨床のヒント

頭痛，鼻閉，鼻汁，めまいなど.

4　曲差　きょくさ：BL4

- **部位〇**：頭部，前髪際の上方0.5寸，前正中線の外方1.5寸（神庭と頭維を結ぶ線上，神庭から1/3）.
  - **●**：神庭穴と頭維穴を結ぶ線上で，神庭穴の外1寸5分.

  > 頭維が髪際を5分入ったことから，わずかに後方へずれることになる.
  > 神庭と頭維を結ぶ線上を3等分して神庭から1/3にとる.

- **字　義**：曲は曲がる，曲げる，かがむ．差はちがい，斜め，等しくない．前髪際中央から外側に向かう曲がり角にある穴の意.

| 穴　性：去風，明目．
| 解　剖：前頭筋，眼神経（三叉神経第1枝）（知）．

（臨床のヒント）

　頭痛，めまい，目の痛み，鼻閉，鼻出血など．目や鼻の愁訴と関連して，陥凹・圧痛が出現しやすい．

5　五処　ごしょ：BL5

| 部位○：頭部，前髪際の上方1寸，前正中線の外方1.5寸（曲差の上方0.5寸，上星と同じ高さ）．
　　　●：曲差穴の後ろ5分，上星穴の外1寸5分．

> 頭維が髪際を5分入ったことから，わずかに後方へずれることになる．前髪際の上方1寸，前正中線の外方1.5寸（曲差の上方0.5寸）にとる．なお，頭部の縦の寸法は，前髪際と後髪際間12寸，横の寸法は両額角髪際間9寸を基準とする．

| 字　義：五は数字の五．処は場所．膀胱経の5番目にある穴の意．
| 穴　性：去風，通竅，清神．
| 解　剖：前頭筋，眼神経（三叉神経第1枝）（知）．

（臨床のヒント）

　頭痛，めまいなど．顖会から神庭さらに眉衝から承光付近の部位は，目の異常や鼻の異常の際に軟弱・陥凹・圧痛等の出現しやすい部位である．糸状灸でもよいが，横刺でもよい．

6　承光　しょうこう：BL6

| 部位○：頭部，前髪際の上方2.5寸，前正中線の外方1.5寸（五処の上方1.5寸，曲差の上方2寸）．
　　　●：曲差穴の後ろ2寸，五処穴の後ろ1寸5分．

> 頭維が髪際を5分入ったことから，わずかに後方へずれることになる．前髪際の上方2.5寸，前正中線の外方1.5寸にとる．

| 字　義：承は，受ける，承る，受け継ぐ，伝える．光は光り，照る，

輝く，いわゆる目の治療に効ある穴の意．
- **穴　性**：去風，明目，清神．
- **解　剖**：帽状腱膜，眼神経（三叉神経第1枝）（知）．

> **臨床のヒント**

眼精疲労，頭痛，めまい，鼻閉，鼻汁など．

7　通天　つうてん：BL7

- **部位○**：頭部，前髪際の上方4寸，前正中線の外方1.5寸（承光と絡却の中央）．
- **　●**：曲差穴の後ろ3寸5分，承光穴の後ろ1寸5分．

> 頭維が髪際を5分入ったことから，わずかに後方へずれることになる．前髪際の上方4寸，前正中線の外方1.5寸にとる．

- **字　義**：通は通る，届く，至る，貫く，通じる．天は，大空，上，高い，神，大きい．最も高い頭部に通じる，脳に通じる穴の意．また，肺気の通じないもの，鼻閉，嗅覚障害に効ある穴．
- **穴　性**：去風，通竅，清神．
- **解　剖**：帽状腱膜，眼神経（三叉神経第1枝）（知）．

> **臨床のヒント**

頭痛，めまい，頭重，鼻閉，鼻汁，嗅覚障害など．不眠やうつ傾向，イライラ等の際，百会を中心として本穴付近まで円形に浮腫，軟弱，圧痛等の見られることが多い．鬱血のおこりやすい部位であり，抜鍼後の出血に注意する必要がある．

8　絡却　らっきゃく：BL8

- **部位○**：頭部，前髪際の上方5.5寸，後正中線の外方1.5寸（百会の後方0.5寸，外方1.5寸）．
- **　●**：曲差穴の後ろ5寸，通天穴の後ろ1寸5分．

> 頭維が髪際を5分入ったことから，わずかに後方へずれることになる．
> 前髪際の上方5.5寸，後正中線の外方1.5寸にとる．

- **字　義**：絡は，絡む，まとう，まつわる，網，スジ，支脈．却は
　　　　　ひく，止まる，去る，還る，避ける．通天より脳をまとい，
　　　　　絡却で本経に還ってくる意．
- **穴　性**：去風，清頭目．
- **解　剖**：帽状腱膜，大後頭神経（知）．

【臨床のヒント】

めまい，耳鳴り，鼻閉，眼精疲労など．

9　玉枕　ぎょくちん：BL9

- **部位〇**：頭部，外後頭隆起上縁と同じ高さ，後正中線の外方1.3寸
　　　　　（僧帽筋外縁の垂線と外後頭隆起上縁の水平線の交点で，
　　　　　脳戸と同じ高さ）．
- **　●**：絡却穴の後ろ，脳戸穴の外1寸3分．

> 取穴部位の相違はない．僧帽筋外縁ではなく，頭半棘筋外縁を後正中線
> の外方1.3寸とみなし，この垂線と外後頭隆起上縁の水平線の交点にとる．

- **字　義**：玉は珠，重んずる，尊い，大事，丸い．枕はまくら，眠る，
　　　　　臨む，頭の横骨（枕骨）．後頭（枕骨）の後方に一番突出し
　　　　　ている意．枕の当たるところ．枕骨は後頭隆起を指す．
- **穴　性**：清頭目，**開鼻竅**．
- **解　剖**：後頭筋，大後頭神経（知），C2デルマトーム．

【臨床のヒント】

鼻閉，目の痛み，眼精疲労，悪風・悪寒など．眼精疲労が強い場合に，本穴付近に軟弱・圧痛の見られることが多い．鼻閉に効あり．

10　天柱　てんちゅう：BL10

- **部位〇**：後頸部，第2頸椎（C2）棘突起上縁と同じ高さ，僧帽筋外
　　　　　縁の陥凹部．

●：瘂門穴の外1寸3分.

> 取穴部位の相違はない．項窩中央部にある第2頸椎（C2）棘突起上縁と同じ高さで，頭半棘筋外縁の陥凹部にとる．

字　義：天を支える柱．頭部を支持している柱のような部を指す．
穴　性：疏風開表，清熱，清頭目．
解　剖：僧帽筋，頭半棘筋，大後頭神経（知）．

臨床のヒント

　頭痛，めまい，目の充血，眼精疲労，後頸部痛，後頭部痛，鼻閉，嗅覚障害，鼻出血，肩背痛など．天柱の上部で僧帽筋（頭半棘筋）を貫いて大後頭神経が出てくる（上天柱）．故兵頭正義は，この部に神経ブロックを行うことによって，後頭部から前額部に至る広範な疼痛を除去できるという．大後頭三叉神経症候群（GOTS）の治療に天柱穴の上部の硬結，圧痛が効果的であるとされている．また，足少陰経別が足太陽経別に合流する部であり，腎・膀胱の臓腑の異常があるとき，本穴に硬結・圧痛が出現しやすい．

11　大杼　だいじょ：BL11—骨会

部位○：上背部，第1胸椎（Th1）棘突起下縁と同じ高さ，後正中線の外方1.5寸．
　　　●：Th1・2棘突起間の外1寸5分．

> 取穴部位の相違はない．頸部で後方に最も突出した第7頸椎棘突起を定め，そのすぐ下に第1胸椎棘突起をとる．棘突起下縁の高さで，左右の肩甲棘内端間が6寸であることから，これをもとにして1.5寸外方をとる．以下，背部兪穴の外方1.5寸，3寸はこれにならう．

字　義：大は，大きい，広い，あまねく，太い．杼は横糸を通す機織りの「ひ」，薄い，長い，壁．頸椎の横突起は機織りの「ひ」に似ていることから杼骨と呼んでいた．杼骨の端にある穴の意．また，大椎から大杼と附分へと分かれる部にある穴の意．
穴　性：清熱散風，降逆舒筋．

| 解　剖：僧帽筋，菱形筋，胸神経（後枝）（知）．

臨床のヒント

咳嗽，発熱，鼻閉，後頸部の引きつりなど．

12 風門　ふうもん：BL12

| 部　位○：上背部，第2胸椎（Th2）棘突起下縁と同じ高さ，後正中
　　　　　線の外方1.5寸．
　　　　●：Th2・3棘突起間の外1寸5分．

取穴部位の相違はない．

| 字　義：風はかぜ．門は入り口．風邪が進入する門戸．風邪の主
　　　　　治穴．
| 穴　性：去風，清熱，平喘．
| 解　剖：僧帽筋，菱形筋，胸神経（後枝）（知）．

臨床のヒント

　風邪，咳嗽，鼻閉，鼻汁，肩背痛，肩こりなど．いわゆる風邪のときには表在が軟弱・発汗して深部の緊張することが多い．肩背部は，肺と心の陽気が旺盛な部位であるが，気をすり減らして気虚が起こると頑固な肩こり，風邪をひきやすく一度ひくと治りにくいといった症状が出現しやすい．なお，肩背部は陽気が漏れやすいため深刺は適切ではない．切皮程度で置鍼するか，灸治療が効果的である．深刺をするとかえって陽気を漏らし，治療したときは良いが，時間経過とともに症状が悪化したり発熱をきたすといった誤治となる場合があるので，注意が必要である（肩こりや後頸部痛に対して，局所の圧痛点のみに深刺をすると悪化することが多いので，要注意）．

　肩上部から肩背部全体が張ってくるような（気滞）症状に対しては，合谷や太衝，後渓といった気滞をとる経穴を使っても良いが，肩背部全体を切皮程度もしくは接触鍼，小児鍼でまんべんなく刺激すると効果的である．

　肩甲間部の頑固な動作時痛や引きつり感は手陽明経筋病であり，手三里や曲池，合谷，二間といった経穴を使うと効果的である．

13 肺兪　はいゆ：BL13

- **部位**○：上背部，第3胸椎（Th3）棘突起下縁と同じ高さ，後正中線の外方1.5寸．
  - ●：Th3・4棘突起間の外1寸5分．

> 取穴部位の相違はない．

- **字　義**：兪はしかり，答える，進む，安らか，癒える，注ぐ．肺より肺経の気血の通じるところ，肺の主治穴の意．
- **穴　性**：宣肺，平喘，利気．
- **解　剖**：僧帽筋，菱形筋，胸神経（後枝）（知）．

臨床のヒント

　咳嗽，気喘，胸満，潮熱，盗汗など．呼吸器疾患，呼吸器系愁訴では不可欠な治療穴の1つである．このような疾患では，本穴の表在が軟弱，弛緩（時に発汗）して，深部に硬結・圧痛が見られることが多い．しかし，深刺は適切ではなく，浅く切皮程度の置鍼をするか灸治療を行うと効果的な場合が少なくない．頑固な呼吸器疾患には，本穴および魄戸，膏肓などへの灸治療が効果的である．

　肺兪，厥陰兪，心兪等は心・肺の陽気の注ぐ場所であるが，気虚の場合にはこれらの穴が虚しやすく，表在が軟弱，弛緩，発汗し，隠痛をきたす．痛いような，だるいような愁訴で，押さえたり揉んでもらったりするととても気持ちがよい．肺気虚では，サラサラした汗がでやすく，心気虚で慢性的に気虚が続く場合には皮脂が分泌されてヌルヌルした状態になることが多い．Th1～7の高さの肩甲間部を手指で軽く上から下へなでると局所的に発汗していることを確認することができる．

14 厥陰兪　けついんゆ：BL14

- **部位**○：上背部，第4胸椎（Th4）棘突起下縁と同じ高さ，後正中線の外方1.5寸．
  - ●：Th4・5棘突起間の外1寸5分．

取穴部位の相違はない.

| 字　義：厥陰（心包）の主治穴の意.
| 穴　性：寧心, 安神, 寛胸.
| 解　剖：僧帽筋, 菱形筋, 胸神経（後枝）（知）.

(臨床のヒント)

　動悸, 胸悶, 胸痛（心痛）など. 肺兪に準ずる. 精神的な苦痛を有する患者では, 本穴および心兪, 膏肓, 神堂に圧痛等の異常が出現しやすい. 急性では督脈経および膀胱経1行線, 時間経過とともに臓腑にまで影響すると2行線, 慢性的に経過すると3行線と, 外へ外へ反応がでてくることが多い.

15　心兪　しんゆ：BL15

| 部位○：上背部, 第5胸椎（Th5）棘突起下縁と同じ高さ, 後正中線の外方1.5寸.
　　　●：Th5・6棘突起間の外1寸5分.

取穴部位の相違はない.

| 字　義：心の主治穴の意.
| 穴　性：疏通心絡, 調理気血, 寧心安神.
| 解　剖：僧帽筋, 菱形筋, 胸神経（後枝）（知）.

(臨床のヒント)

　動悸, 心煩, 健忘, 不眠, 咳嗽, 心痛など. 精神的愁訴や疾患があるときに硬結・圧痛等の異常が出現しやすい.

16　督兪　とくゆ：BL16

| 部位●：上背部, 第6胸椎（Th6）棘突起下縁と同じ高さ, 後正中線の外方1.5寸.

奇穴から正穴へ組み込まれた穴である.

| 字　義：督脈に脈気を通じる穴の意. 督脈の病を治す穴の意.

| 穴　性：寛胸，利気，降逆．
| 解　剖：僧帽筋，脊柱起立筋，胸神経（後枝）（知）．

> **臨床のヒント**

　膈兪の1椎上に位置していることから，瘀血の反応が出やすい場所である．督脈の異常に対して効ありとされる．

17　膈兪　かくゆ：BL17—血会

| 部位○：上背部，第7胸椎（Th7）棘突起下縁と同じ高さ，後正中線の外方1.5寸（肩甲骨下角は第7胸椎棘突起と同じ高さ）．
　　●：Th7・8棘突起間の外1寸5分．

> 取穴部位の相違はない．左右の肩甲骨の下角を結ぶ線が正中線で交わる部に第7胸椎棘突起が位置する．なお，上下にずれる場合があることから，第7頸椎棘突起もとり，高さが正しいかどうか確認する必要がある．

| 字　義：膈は横隔膜を指す．膈（横隔膜）の主治穴の意．
| 穴　性：和血理血，和胃寛胸．
| 解　剖：僧帽筋，脊柱起立筋，胸神経（後枝）（知）．

> **臨床のヒント**

　嘔吐，吃逆，悪心，腹部脹満，呑酸，背部痛など．膈兪は，血脈を主る心兪の下2椎にあり，血を蔵する肝兪の上2椎に位置している．したがって，どちらにも関連することから，「血会」とされ，血の異常に対して使用して効ありとされている．瘀血証を呈する場合に，本穴に頑固な硬結，緊張，圧痛を認めることが多い．

　また，横隔膜はその上に心肺の臓を乗せ，下には胃の腑を隔てており，清浄な上焦と中焦の濁気を隔てる働きを有している．したがって，夏に冷陰して胃の気が下がらず，脾気が上がらずといった症状や，胸焼け，げっぷ，嘔吐といった胃気上逆の症状に際して，腹部の不容とともに反応がでやすい．

18 肝兪　かんゆ：BL18

- **部 位**○：上背部，第9胸椎（Th9）棘突起下縁と同じ高さ，後正中線の外方1.5寸．
  - ●：Th9・10棘突起間の外1寸5分．

  取穴部位の相違はない．

- **字　義**：肝の主治穴の意．
- **穴　性**：疏肝利胆，清頭明目．
- **解　剖**：僧帽筋，脊柱起立筋，広背筋，胸神経（後枝）（知）．

臨床のヒント

目の充血，眼精疲労，季肋部痛，めまい，イライラ，易怒，黄疸など．肝鬱気滞，肝血虚など，肝の臓腑病証の際に反応がでやすい．この場合，棘突起自体が過敏になって圧痛が見られる．急性では，督脈から膀胱の1行線（横スジとして触れることが多い），慢性になると3行線に出やすい．深酒した翌日にもTh9棘突起の圧痛ならびに棘突起下外側に横に走るスジを触知する．

19 胆兪　たんゆ：BL19

- **部 位**○：上背部，第10胸椎（Th10）棘突起下縁と同じ高さ，後正中線の外方1.5寸．
  - ●：Th10・11棘突起間の外1寸5分．

  取穴部位の相違はない．

- **字　義**：胆の主治穴の意．
- **穴　性**：清肝利胆，利気清熱．
- **解　剖**：広背筋，脊柱起立筋，胸神経（後枝）（知）．

臨床のヒント

口苦，季肋部痛，黄疸など．多くの投薬を受けている患者では，肝兪，胆兪に異常を現しやすい．胆に熱を持つと，口苦を訴えることが多い．

肝脾不和の場合，胆兪と脾兪の両方ともに顕著な硬結・圧痛が出

現し，境界が明瞭でなくなることが多い（ツボの反応がくっついて大きくなった状態）．

20 脾兪 ひゆ：BL20

部位○：上背部，第11胸椎（Th11）棘突起下縁と同じ高さ，後正中線の外方1.5寸．

●：Th11・12棘突起間の外1寸5分．

> 取穴部位の相違はない．

字　義：脾の主治穴の意．
穴　性：健脾化湿．
解　剖：広背筋，脊柱起立筋，胸神経（後枝）（知）．

臨床のヒント

　下痢，食欲不振，腹部脹満，消化不良，水腫（浮腫），便血，黄疸など．消化器系愁訴の際によく反応が出現しやすい．現代人の多くは慢性的に飲食の不摂生をしていることが多く，したがって，脾兪から胃兪にかけて，ほとんどの人に圧痛・硬結が見られる．さらに経過が長くなると，意舎から胃倉穴にかけて索状の硬結・顕著な圧痛が観察されることが多いが，このことは意外と知られていない．また，本穴から三焦兪穴にかけて，望診すると膨隆している人が非常に多い．「脾は後天の本」といわれ，生命活動を営む上で最も重要な臓である．脾気虚になり，飲食物の運化が失調すると水穀の精微（栄養）が吸収できなくなり，種々の病証を併発する．病の治療もさることながら，予防においても最も注目されるべき臓の1つといえる．

21 胃兪 いゆ：BL21

部位○：上背部，第12胸椎（Th12）棘突起下縁と同じ高さ，後正中線の外方1.5寸．

●：Th12棘突起間とL1棘突起間の外1寸5分．

取穴部位の相違はない.

- **字　義**：胃の主治穴の意.
- **穴　性**：健脾胃, 消積滞, 和胃降逆.
- **解　剖**：広背筋, 脊柱起立筋, 胸神経（後枝）（知）.

【臨床のヒント】

　胃痛, 腹脹, 嘔吐, 胃のもたれなど. 暴飲暴食すると胃兪にも顕著な反応が出現する. 表在は軟弱で深部に硬結・圧痛が見られやすい. 表在の軟弱を補うか, 深部の硬結を散らしつつ, 表在は補う必要がある. 表虚裏実には, 灸頭鍼法が合理的治療法の1つと考えられる.

　胃潰瘍, 十二指腸潰瘍など慢性的な胃疾患を患っている人は, 本穴が表在軟弱で深部に波板状に縦のギョロギョロした緊張と強い圧痛を訴えることがある. これは穴が非常に虚した状態であることを意味するものであり, 強刺激は慎むべきである. 1mm程度の刺入をして置鍼していると徐々に穴位の反応が改善してくるとともに症状の軽減することが多い. 慢性の重篤な症例でもこの波板状の反応が背部兪穴に出現しやすいので注意が必要である.

　かつて, ある運動クラブのコンパを利用して, アルコールの過剰摂取と背部兪穴の固さ（弾性）の変化を5人について調査した. 5人はいずれも飲み会の席でトイレまで間に合わず嘔吐を催した. そこで, 飲み会前日とその翌日, 1週間後の兪穴の固さを比較した結果, 飲み会前日に比してその翌日には厥陰兪から三焦兪穴までが固くなり, 腎兪, 大腸兪穴は軟弱になった. ところが, 1週間経つと厥陰兪から三焦兪は逆に軟弱になり, 腎兪, 大腸兪は固くなっていた. お酒だけを飲んだものではないが, 嘔吐するほどの不摂生によって, 背部兪穴にダイナミックなツボ反応が出現することは非常に興味深い. 鍼灸臨床では, ツボの反応を非常に重視している. その反応は, 臓腑の気血の状況によって刻々と変化していることが分かる. 単に圧痛点だけを追い求めるのではなく, ツボの表す種々の変化, 縦・横・深さといった三次元的な拡がりも含めて捉える必要がある.

22 三焦兪 さんしょうゆ：BL22

部位○：腰部，第1腰椎（L1）棘突起下縁と同じ高さ，後正中線の外方1.5寸．
　　　●：L1・2棘突起間の外1寸5分に取る．
> 取穴部位の相違はない．

字　義：三焦の主治穴の意．
穴　性：調三焦，利水道．
解　剖：脊柱起立筋，腰神経（後枝）（知）．

臨床のヒント

下痢，浮腫（水腫），小便不利，腹脹など．脾の失調によって水湿の運化が障害されると水分が過剰になり，痰飲（湿痰）が形成される．こうなると三焦にも負担がかかり，三焦兪から肓門穴にかけて腫れてくることが多い．

23 腎兪 じんゆ：BL23

部位○：腰部，第2腰椎（L2）棘突起下縁と同じ高さ，後正中線の外方1.5寸．
　　　●：L2・3棘突起間の外1寸5分．
> 取穴部位の相違はない．左右の脇腹にある第12肋骨先端を結ぶ線が，第2腰椎棘突起下を通るとされている．腎兪穴の取穴の目安となる．

字　義：腎の主治穴の意．
穴　性：補益腎気，利腰脊．
解　剖：脊柱起立筋，腰神経（後枝）（知）．

臨床のヒント

腰膝酸軟（足腰が重だるく力が入りにくい），腰痛，遺精，遺尿，ED（勃起不全），頻尿または小便不利，浮腫，耳鳴，耳聾，盗汗，五心煩熱など．腎は先天の元気を蔵す．したがって，種々の不摂生，外科的（摘出）手術等は，腎（陰）虚を引き起こすことが多い．

　腎兪および志室穴に多壮灸を行うと，腰部から下肢の温熱感を自

覚して，腰痛，下肢痛，下肢の冷えが改善する人が多い．

　最近の若い学生達の腰部を見ると，脾兪から三焦兪が腫れぼったくなり，腎兪から大腸兪にかけて痩せている人が多い．これは，飲食の不摂生による脾の失調と腎気の弱りを表す所見と考えられる．電車や人混みの中でところかまわず座り込む人が多いのは（ジベタリアン），腎気の弱りを表しているのかも知れない．

　—PTSD：精神的ストレス（外傷後ストレス障害）による障害を現す略語であるが，過大な恐れ・驚きは腎気の障害をきたす．子どもであれば成長・発達の遅延，排尿障害などが起こることもある．このような病態は，「腎虚」と判断することができるが，鍼灸治療の積極的な併用も効果的と思われる．

　老化は腎気の衰えと密接に関連する．腎兪穴の反応は非常に興味深い．

24　気海兪　きかいゆ：BL24

- **部位**○：腰部，第3腰椎（L3）棘突起下縁と同じ高さ，後正中線の外方1.5寸．

> 奇穴から正穴へ組み込まれた穴である．

- **字　義**：気海に通じ男子の精を造り，女子は血海に通じる穴の意．腹部の気海穴と対応する場所にある穴の意．
- **穴　性**：調気血，健腰脊．
- **解　剖**：脊柱起立筋，腰神経（後枝）（知）．

臨床のヒント

　腰痛，痔痛，痔瘻，不妊，赤白帯下，生理痛など．腎の作用と深くかかわっており，泌尿・生殖器官に有用とされている．

25　大腸兪　だいちょうゆ：BL25

- **部位**○：腰部，第4腰椎（L4）棘突起下縁と同じ高さ，後正中線の外方1.5寸．

●：L4・5棘突起間の外1寸5分．

> 取穴部位の相違はない．左右腸骨上縁を結ぶ線（ヤコビー線）が第4腰椎棘突起下に相当するとされており，これを目安にとる．

| 字　義：大腸の主治穴の意．
| 穴　性：調腸腑，利腰腿．
| 解　剖：脊柱起立筋，腰神経（後枝）（知）．

(臨床のヒント)

　下痢，便秘，腹脹，腹鳴，腹痛，腰痛など．頑固な腰痛の際に本穴の1行線に縦に索状の硬結が出現することが多い．このスジが明確で緊張が強いほど腰痛は新しく，症状もきついことが多い．逆に，ボヤーとした縦スジの場合は，中腰，同一姿勢を長くとると，時間経過とともに，徐々に痛くなることが多い．右にあれば右の腰痛，左であれば左側に腰痛を自覚する．腰痛の程度や新旧を知るのに非常に合理的なツボ反応といえる．明確な索状の硬結であることから，「瘀血」の1つと考えられる．治療としては，全身的な調整のほか，本穴に直接鍼を当て，散らす手技をしておくと効果的な場合が少なくない．腰痛が軽減すると本穴の反応もマイルドになってきて徐々になくなっていく．

26　関元兪　かんげんゆ：BL26

| 部位○：腰部，第5腰椎（L5）棘突起下縁と同じ高さ，後正中線の外方1.5寸．

> 奇穴から正穴へ組み込まれた穴である．

| 字　義：腹部の関元と相対する穴の意．関元は膀胱の下口で小便の排出と関係しており，排尿異常を治す穴の意．
| 穴　性：壮腰培元，通利小便．
| 解　剖：仙棘筋，腰神経（後枝）（知）．

(臨床のヒント)

　下痢，腰痛，小便難，婦人癥瘕，慢性腸炎など．腰痛の場合など，侠脊穴の深部に強い圧痛が出現しやすい．また，この部に縦に索状

のスジ張りが見られやすく，慢性の腰痛の指標となる．

27 小腸兪　しょうちょうゆ：BL27

▍部 位○：仙骨部，第1後仙骨孔と同じ高さ，正中仙骨稜の外方1.5寸（上髎と同じ高さ）．
　　　●：正中仙骨稜第1仙椎棘突起の下外方1寸5分．
> 取穴部位の相違はない．上後腸骨棘の最も突出した部位の高さに相当する．

▍字　義：小腸の主治穴の意．
▍穴　性：調腸腑，清熱利湿．
▍解　剖：仙棘筋，中殿皮神経（知）．

臨床のヒント

遺尿，遺精，下痢，痔，腰痛など．排尿時痛を伴うような膀胱炎に顕著な圧痛の見られるときがある．

28 膀胱兪　ぼうこうゆ：BL28

▍部 位○：仙骨部，第2後仙骨孔と同じ高さ，正中仙骨稜の外方1.5寸（次髎と同じ高さ）．
　　　●：正中仙骨稜第2仙椎棘突起の下外方1寸5分．
> 取穴部位の相違はない．上後腸棘下縁の高さに相当する．

▍字　義：膀胱の主治穴の意．
▍穴　性：強腰脊，調膀胱．
▍解　剖：大殿筋，仙棘筋，中殿皮神経（知）．

臨床のヒント

小便短赤，排尿時痛，遺尿など．膀胱炎のときに反応が出やすい．

29 中膂兪　ちゅうりょゆ：BL29

▍部 位○：仙骨部，第3後仙骨孔と同じ高さ，正中仙骨稜の外方1.5寸（中髎と同じ高さ）．

● : 正中仙骨稜第3仙椎棘突起の下外方1寸5分.

取穴部位の相違はない.

- **字　義**：中はなか，真ん中，中心，臟腑，正しい，当たる．膂は脊骨，力，脊柱起立筋．脊柱起立筋部にある穴の意.
- **穴　性**：健腰，止瀉.
- **解　剖**：大殿筋，中殿皮神経（知）.

(臨床のヒント)

背部のこわばり，腰痛など.

30 白環兪 はっかんゆ：BL30

- **部位○**：仙骨部，第4後仙骨孔と同じ高さ，正中仙骨稜の外方1.5寸（仙骨裂孔の外方1.5寸，下髎と同じ高さ）.
  ● : 正中仙骨稜第4仙椎棘突起の下外方1寸5分，仙骨裂孔の外1寸5分.

取穴部位の相違はない.

- **字　義**：白はしろ，五行の金，明るい．環は，たまき，円，輪，回る．肺と関連する輪，肛門を指し，その主治穴の意.
- **穴　性**：健腰腿，利湿熱.
- **解　剖**：大殿筋，中殿皮神経（知）.

(臨床のヒント)

痔，帯下，腰痛など.

31 上髎 じょうりょう：BL31

- **部位○**：仙骨部，第1後仙骨孔（第1後仙骨孔は，次髎から擦上すると陥凹部を触れる）.
  ● : 第1後仙骨孔部.

取穴部位の相違はない．上後腸骨棘の最も後方に突出した部と後正中線のほぼ中央に位置する.

- **字　義**：髎は骨孔の深い部分の穴を指す．後仙骨孔を指す.

| 穴　性：強腰膝，補下焦，通経絡．
| 解　剖：第1後仙骨孔，仙棘筋，中殿皮神経（知）．

臨床のヒント

腰痛，泌尿・生殖器疾患など．

八髎穴は仙骨神経の出てくる場所であるが，後仙骨孔内への刺鍼はそれほど簡単ではない．仙骨のカーブを考慮して（垂直に）刺鍼方向を定めなければ孔内には到達しない．また，孔内に入ったなら，鍼の響（ひびき）感覚を確かめて，不用意にそれ以上深刺することは慎まなければいけない．さもないと骨盤内臓器を傷つけるおそれがある．

32　次髎　じりょう：BL32

| 部　位○：仙骨部，第2後仙骨孔（第2後仙骨孔は，上後腸骨棘下縁と第2仙椎棘突起の中央，陥凹部）．
　　　　●：第2後仙骨孔部．

> 取穴部位の相違はない．上後腸骨棘下縁と後正中線の中央にとる．上後腸骨棘の内下縁に相当する．

| 字　義：髎は骨孔の深い部分の穴を指す．後仙骨孔を指す．
| 穴　性：強腰膝，補下焦，通経絡．
| 解　剖：第2後仙骨孔，仙棘筋，中殿皮神経（知）．

臨床のヒント

上髎に準ずる．

33　中髎　ちゅうりょう：BL33

| 部　位○：仙骨部，第3後仙骨孔（第3後仙骨孔は，次髎からさすり下ろし，最初の陥凹部）．
　　　　●：第3後仙骨孔部．

> 取穴部位の相違はない．上後腸骨棘下縁と仙骨角の中点の高さで，後正中線との中央にあたる．

| 字　義 | ：髎は骨孔の深い部分の穴を指す．後仙骨孔を指す．
| 穴　性 | ：強腰膝，補下焦，通経絡．
| 解　剖 | ：第3後仙骨孔，仙棘筋，中殿皮神経（知）．

臨床のヒント

　月経異常，帯下，小便不利，便秘など．
　―客観的データ等：北小路博司によれば，本穴への刺鍼は排尿障害（神経因性膀胱，術後排尿障害，夜間頻尿など）に対して非常に有用であることが明らかにされている．

34 下髎 げりょう：BL34

| 部位○ | ：仙骨部，第4後仙骨孔（第4後仙骨孔は，次髎からさすり下ろし，2つめの陥凹部にある．仙骨裂孔と同じ高さ）．
|　　● | ：第4後仙骨孔部．

> 取穴部位の相違はない．仙骨角の中央の仙骨裂孔と，上後腸骨棘の垂線とのほぼ中央にある．

| 字　義 | ：髎は骨孔の深い部分の穴を指す．後仙骨孔を指す．
| 穴　性 | ：強腰膝，補下焦，通経絡．
| 解　剖 | ：第4後仙骨孔，仙棘筋，中殿皮神経（知）．

臨床のヒント

　小便不利，下腹痛，便秘，下痢など．

35 会陽 えよう：BL35

| 部位○ | ：殿部，尾骨下端外方0.5寸（伏臥位か膝胸位にする．会陽は尾骨下端の外方の陥凹部）．
|　　● | ：尾骨下端の外5分．

> 取穴部位の相違はない．

| 字　義 | ：会陰と対応する部位にある穴．膀胱経と督脈とが交会する部にある穴の意．
| 穴　性 | ：調理下焦．

9. 足太陽膀胱経

| 解　剖：大殿筋.

臨床のヒント

痔，ED（勃起不全），下痢など．

36　承扶　しょうふ：BL36

| 部　位○：殿部，殿溝の中点．
　　　　●：殿溝の中央．

> 取穴部位の相違はない．

| 字　義：承は，うける，承る，受け継ぐ．扶は，たすける，支える．
　　　　したがって，体部をうけて支えるところの意．
| 穴　性：利腰腿，消痔，止瀉．
| 解　剖：大殿筋，大腿二頭筋，深部に坐骨神経幹が通る．

臨床のヒント

下肢痛，痔，下痢など．本穴の下を坐骨神経幹が走行する．

37　殷門　いんもん：BL37

| 部　位○：大腿部後面，大腿二頭筋と半腱様筋の間，殿溝の下方6寸（承扶と委中を結ぶ線の中点の上方1寸）．
　　　　●：後大腿部のほぼ中央，承扶穴と委中穴を結ぶ線のほぼ中央．

> 「承扶穴と委中穴を結ぶ線（14寸）のほぼ中央」から，「殿溝の下方6寸（承扶と委中を結ぶ線の中点の上方1寸）」となったことから1寸上方へ移動した．

| 字　義：殷は，盛ん，多い，大きい，痛む．門は，出入口．痛みの現れる穴（坐骨神経痛）の意．
| 穴　性：利腰腿．
| 解　剖：大腿二頭筋，半腱様筋，深部に坐骨神経幹が通る．

臨床のヒント

下肢痛，坐骨神経痛など．本穴の下を坐骨神経幹が走行する．ハムストリングスの緊張による大腿後面の引きつりなどの局所取穴とし

て使用できる．豊田勝良[16]は左側の本穴と，本穴と承扶の中央に横刺して低周波通電をすると頑固な便秘に有効としているが，非常に興味深い方法である．

38 浮郄 ふげき：BL38

- **部　位**○：膝後面，大腿二頭筋腱の内縁，膝窩横紋の上方1寸（軽く膝を曲げ，大腿二頭筋腱の内縁，委陽の上方1寸）．
  - ●：委陽穴の上1寸，大腿二頭筋の内縁．
  > 取穴部位の相違はない．
- **字　義**：浮は，浮かぶ，上部，高い．郄は，すき間，割れ目．膝窩の大きな間隙の上部にある穴の意．
- **穴　性**：舒筋，清熱．
- **解　剖**：大腿二頭筋，深部に総腓骨神経が通る．

臨床のヒント

下肢痛など．

39 委陽 いよう：BL39―三焦の下合穴

- **部　位**○：膝後外側，大腿二頭筋腱の内縁，膝窩横紋上．
  - ●：膝窩横紋の外端，大腿二頭筋の内縁．
  > 取穴部位の相違はない．
- **字　義**：委はゆだねる，任せる，曲げる．陽は外．曲げるところ（膝関節）の外側にある穴の意．また委中の外にある穴の意．
- **穴　性**：舒筋，利三焦，通水道．
- **解　剖**：大腿二頭筋，腓腹筋外側頭，総腓骨神経．

臨床のヒント

小便不利，下肢痛，腰背痛など．下肢の浮腫にも使用できる．

40 委中 いちゅう：BL40―四総穴の1つ

- **部位** ○：膝後面，膝窩横紋の中点．
  - ●：膝窩横紋の中央．
  > 取穴部位の相違はない．
- **字　義**：曲がるところ（膝関節）の中央にある穴の意．
- **穴　性**：涼血泄熱，舒筋通絡，去風湿，利腰膝．
- **解　剖**：膝窩，深部を脛骨神経幹が通る．

臨床のヒント

　腰下肢痛，下肢麻痺，半身不随，遺尿，小便不利など．腰下肢痛には頻用される経穴の1つである．膀胱経を疏通させる効能があり，後頸部痛にも使用できる．

　四総穴の1つであり，「腰背ハ委中ニ求ム」とされ，腰背部の疾患，ギックリ腰にもしばしば使われている．

41 附分 ふぶん：BL41

- **部位** ○：上背部，第2胸椎（Th2）棘突起下縁と同じ高さ，後正中線の外方3寸（附分と風門は，第2胸椎棘突起下と同じ高さ）．
  - ●：Th2・3棘突起間の外方3寸．
  > 取穴部位の相違はない．外方3寸というのは，座位で開甲法（肩甲骨を開く）を行ったときの督脈から肩甲棘内側端の距離に相当する．
- **字　義**：附は，つく，寄る，したがう．分は，別れる．膀胱経2側線が別れてつくところの意．
- **穴　性**：疏風散寒，舒筋活絡．
- **解　剖**：僧帽筋，菱形筋，胸神経（後枝）（知）．

臨床のヒント

　肩背部の引きつり，こり，後頸部痛など．膀胱経2側線（3行線）は，肋骨角に相当し，肋骨が最も後面に突出している部位であり，肺までの距離が一番短い部位でもある．刺鍼に際しては，決して深

刺することなく，注意深い用鍼が要求される．不用意に深刺すれば，気胸をきたすおそれがあることを十分注意する．置鍼中に鍼の上からタオルをかけていたために徐々に鍼が深くなり気胸をきたすこともある．

不幸にして胸痛，息苦しさ，胸部圧迫感，咳等が治療直後から誘発された場合は，気胸を疑い，速やかに呼吸器内科または外科への受診をすすめる必要がある．

42 魄戸 はっこ：BL42

- **部位**○：上背部，第3胸椎（Th3）棘突起下縁と同じ高さ，後正中線の外方3寸（魄戸，肺兪と身柱は，第3胸椎棘突起下と同じ高さ）．
  - ●：Th3・4棘突起間の外方3寸．
  > 取穴部位の相違はない．
- **字 義**：魄は，精神をつかさどる魂（陽性：肝）に対して，肉体を主宰する．陰性で肺と関連する．戸は，出入り口，門戸．肺のつくところ，肺気の出入りする門戸，肺疾患を治す穴の意．
- **穴 性**：散風理肺，平喘止咳．
- **解 剖**：僧帽筋，菱形筋，胸神経（後枝）（知）．

臨床のヒント

咳嗽，気喘，肩背痛など．慢性の呼吸器疾患では，軟弱・深部硬結等が生じやすい．本穴への灸治療が勧められる．

また，本穴付近に発汗が起こりやすいケースでは，肺気虚が多く，風邪をひきやすい，肩こりが強いといった訴えが多い．強刺激はかえってこり感を増強することがあるため，浅刺での置鍼あるいは温灸が勧められる．

43 膏肓 こうこう：BL43

- **部位**○：上背部，第4胸椎（Th4）棘突起下縁と同じ高さ，後正中線の外方3寸（膏肓と厥陰兪は，第4胸椎棘突起下と同じ高さ）．
  - ●：Th4・5棘突起間の外方3寸．

  取穴部位の相違はない．

- **字 義**：膏は，肥える，脂肪，心胸の部，心下肓上．肓は，心下膈上，薬力の及ばないところ．心と膈の間で薬力の及ばない深いところ，難病，不治の病の現れるところの意．また，難病を治すに効ある穴の意．
- **穴 性**：通宣利肺，益気養陰，補虚損．
- **解 剖**：僧帽筋，菱形筋，胸神経（後枝）（知）．

臨床のヒント

咳嗽，気喘，肩背痛など．慢性の呼吸器疾患，心臓疾患，頑固な肩こりなどでも反応が見られやすい穴である．魄戸から譩譆までは自覚的なこり感が強い穴であるが，表在は気虚が強く軟弱で，深部は瘀血によってゴリゴリの硬結・圧痛の見られることが多い．しかし，深刺すると気虚をきたしやすく，かえって症状の増悪を招くおそれが高い．強刺激は禁物で，浅刺置鍼や温灸等で気虚を改善すると徐々に肩甲間部のこり感は軽減することになる．焦って一度に症状をとろうと思わずに，時間をかけて安全にとるようにしたい．

44 神堂 しんどう：BL44

- **部位**○：上背部，第5胸椎（Th5）棘突起下縁と同じ高さ，後正中線の外方3寸（神堂，心兪，神道は，第5胸椎棘突起下と同じ高さ）．
  - ●：Th5・6棘突起間の外方3寸．

  取穴部位の相違はない．

- **字 義**：神は，神，天，心，魂，霊，精神．堂は，神殿，表座敷，

高い，神の宿る場所，心のある部位の意．
- **穴　性**：寛胸，寧心．
- **解　剖**：僧帽筋，菱形筋，胸神経（後枝）（知）．

> **臨床のヒント**

　咳嗽，気喘，背部痛，胸痛など．狭心症や心筋梗塞では，頑固な硬結，圧痛，自発痛，こり感を訴えやすいが，強刺激は慎むべきである．

45　譩譆　いき：BL45

- **部　位**　○：上背部，第6胸椎（Th6）棘突起下縁と同じ高さ，後正中線の外方3寸（譩譆，督兪，霊台は，第6胸椎棘突起下と同じ高さ）．
  - ●：Th6・7棘突起間の外方3寸．

  取穴部位の相違はない．

- **字　義**：譩も譆も歎ずる声，哀痛の声を表し，圧迫すると「ああ」と気持ち良く痛むところであり，治療すると同じように「ああ」と気持ちの良い穴の意．
- **穴　性**：散風行気，活血通絡．
- **解　剖**：菱形筋，胸神経（後枝）（知）．

> **臨床のヒント**

　咳嗽，気喘，肩背痛，めまいなど．非常に軟弱で圧痛（気持ちの良い，堪えると表現される）の出現しやすい穴である．強刺激はしない方がよい．魄戸から譩譆にかけてこり感が出現しやすい場所であり，患者の中には強い響（ひびき）感をリクエストする場合もあるが，深く刺せばひびくのではなく，正確な刺鍼が必要である．気胸をきたしやすい部位であり，深刺は慎まなければならない．

46　膈関　かくかん：BL46

- **部　位**　○：上背部，第7胸椎（Th7）棘突起下縁と同じ高さ，後正中

線の外方3寸（膈関，膈兪，至陽は，第7胸椎棘突起下と同じ高さ）．
- ●：Th7・8棘突起間の外方3寸．

取穴部位の相違はない．

字　義：膈は心と脾の間，横隔膜．関は境界，かんぬき，関所．横隔膜を表し，膈の働きをよくする穴の意．

穴　性：利気，降逆．

解　剖：広背筋，胸神経（後枝）（知）．

臨床のヒント

　胸腹部のつかえ，げっぷ，背部痛など．頑固な瘀血がある場合には膈兪から本穴，あるいはさらに上下にまたがる深部の硬結が顕著にみられることが多い．

47　魂門　こんもん：BL47

部位○：上背部，第9胸椎（Th9）棘突起下縁と同じ高さ，後正中線の外方3寸（魂門，肝兪，筋縮は，第9胸椎棘突起下と同じ高さ）．
- ●：Th9・10棘突起間の外方3寸．

取穴部位の相違はない．

字　義：魂は，たましい，肝に舎るもの．門は，出入り口．肝気の出入りするところ，肝の病を治す穴の意．

穴　性：和中健胃，疏肝利脇．

解　剖：広背筋，胸神経（後枝）（知）．

臨床のヒント

　背部痛，胸肋部の脹痛，嘔吐など．肝の変動が慢性的に持続するときには肝兪より外側の本穴に反応が出やすい．

48　陽綱　ようこう：BL48

部位○：上背部，第10胸椎（Th10）棘突起下縁と同じ高さ，後正

中線の外方3寸（陽綱，胆兪，中枢は，第10胸椎棘突起下と同じ高さ）．
- ●：Th10・11棘突起間の外方3寸．

取穴部位の相違はない．

- **字　義**：綱は，大綱，大元，つなぐ，くくる．陽経の兪穴の最上部にある〔胆の〕穴で，重要な穴の意．また，この部で大綱をもって結ぶと身動きができなくなる穴の意．
- **穴　性**：清利肝胆，湿熱．
- **解　剖**：広背筋，胸神経（後枝）（知）．

臨床のヒント

腹痛，黄疸，下痢など．

49 意舎 いしゃ：BL49

- **部位〇**：上背部，第11胸椎（Th11）棘突起下縁と同じ高さ，後正中線の外方3寸（意舎，脾兪，脊中は，第11胸椎棘突起下と同じ高さ）．
- ●：Th11・12棘突起間の外方3寸．

取穴部位の相違はない．

- **字　義**：意は，こころ，思い，志，脾に舎る思慮作用．舎は家，部屋，宿す，舎る．脾気の出入りするところ，脾病を治す穴の意．
- **穴　性**：健脾温陽，清利湿熱．
- **解　剖**：広背筋，胸神経（後枝）（知）．

臨床のヒント

腹部脹満，下痢，嘔吐など．消化器系症状がある場合に反応が出やすい．慢性的であれば，脾兪穴よりもきつい深部の縦に走る硬結・圧痛反応が出ることが多い．本穴を圧迫するとうめくほどの痛みを自覚するケースが多い．脾の失調は水湿の運化作用の失調をおこして，湿痰がたまりやすくなる．したがって，本穴から胃倉にかけて腫れて，膨隆，硬結，圧痛が生じやすくなる．

50 胃倉 いそう：BL50

- **部位**○：上背部，第12胸椎（Th12）棘突起下縁と同じ高さ，後正中線の外方3寸（胃倉，胃兪は，第12胸椎棘突起下と同じ高さ）．
  - ●：Th12棘突起とL1棘突起間の外方3寸．

  取穴部位の相違はない．

- **字　義**：胃は，胃．倉はくら，倉庫．胃の気の出入りするところの意．
- **穴　性**：理気和胃．
- **解　剖**：広背筋，胸神経（後枝）（知）．

臨床のヒント

腹痛，腹部脹満など．飲食の不摂生をすると，胃兪よりも反応の出やすいことがある．糖尿病患者さんでは，意舎から本穴付近の頑固な硬結・圧痛が現れやすい．

51 肓門 こうもん：BL51

- **部位**○：腰部，第1腰椎（L1）棘突起下縁と同じ高さ，後正中線の外方3寸（肓門，三焦兪，懸枢は，第1腰椎棘突起下と同じ高さ）．
  - ●：L1・2棘突起間の外方3寸．

  取穴部位の相違はない．

- **字　義**：肓は，心下膈上（心の下で膈の上），薬力の及ばないところ．肓の部に気血を通じる穴の意．
  （肓膜とは，心下膈上にある脂膜であり，衛気は脈に入らず，皮膚，分肉の間をめぐって肓膜を燻じ，胸腹に散るとされている．）
- **穴　性**：行気，活血，通便．
- **解　剖**：広背筋，腰神経（後枝）（知）．

臨床のヒント

腹痛，便秘，腹部のつかえなど．三焦は水分代謝と深くかかわっており，湿痰が多くなると三焦兪から本穴にかけて膨隆，硬結が見られやすい．

52 志室 ししつ：BL52

- 部位○：腰部，第2腰椎（L2）棘突起下縁と同じ高さ，後正中線の外方3寸（志室，腎兪，命門は，第2腰椎棘突起下と同じ高さ）．
  - ●：L2・3棘突起間の外方3寸．

> 取穴部位の相違はない．第12肋骨先端を結ぶ線が第2腰椎棘突起に相当することから，この線上で外方3寸にとってもよいが，ヤコビー線（L4）を指標とした位置関係と確認する必要がある．

- 字　義：志は志，望み，願い，こころ，腎に舎る思慮．室は，部屋，奥の間，家，住居．腎の志を舎す穴の意．腎と関連する穴の意．
- 穴　性：補腎健腰．
- 解　剖：広背筋，腰神経（後枝）（知）．

臨床のヒント

腰背部痛，腰膝酸軟，ED（勃起不全），遺精など．腎兪に準ずる．本穴付近には第3腰椎横突起を触知することが多く，異様に硬い硬結を触れたなら，横突起であることを理解しておく必要がある．

53 胞肓 ほうこう：BL53

- 部位○：殿部，第2後仙骨孔と同じ高さ，正中仙骨稜の外方3寸（胞肓，膀胱兪，次髎は，第2後仙骨孔と同じ高さ）．
  - ●：正中仙骨稜第2仙骨棘突起の下外方3寸．

> 取穴部位の相違はない．膀胱兪の外方にとる．

- 字　義：胞は子宮，胎盤，また膀胱の別名．深いところに子宮のある場所の意．また，膀胱に関連する穴の意．

| 穴　性 : 通利二便, 胸腰脊.
| 解　剖 : 大殿筋, 中殿皮神経, 上殿皮神経 (知).

　臨床のヒント

　下腹の脹満, 腰痛, 大小便の異常など. 子宮を表す言葉であることから, 婦人科疾患で使用される場合もある.

54　秩辺　ちっぺん : BL54

| 部　位 ○ : 殿部, 第4後仙骨孔と同じ高さ, 正中仙骨稜の外方3寸 (仙骨裂孔の外方3寸で, 白環兪と同じ高さ).
　　　　● : 正中仙骨稜第3仙椎棘突起の下外方3寸.

> 「第3仙椎棘突起の下外方3寸」から「第4後仙骨孔と同じ高さ, 正中仙骨稜の外方3寸」と, 下方に変更された.

| 字　義 : 秩は, 積む, 順序, 整頓. 辺は, ほとり, あたり, はずれ, 境. 背部膀胱経の最下位にある穴の意.
| 穴　性 : 疏通経絡, 強健腰膝.
| 解　剖 : 大殿筋, 中殿皮神経, 上殿皮神経 (知).

　臨床のヒント

　腰臀部痛, 大小便の異常, 痔など.

55　合陽　ごうよう : BL55

| 部　位 ○ : 下腿後面, 腓腹筋外側頭と内側頭の間, 膝窩横紋の下方2寸 (委中と承山を結ぶ線上, 委中の下方2寸).
　　　　● : 委中穴の直下3寸.

> 「委中穴の直下3寸」から「膝窩横紋 (委中) の下方2寸」へと上方へ移動した.

| 字　義 : 合は, あう, あわせる, 集まる, 重ねる. 膀胱経が委中で合しその部にある穴の意.
| 穴　性 : 利腰腿, 調下焦, 止漏泄.
| 解　剖 : 腓腹筋.

臨床のヒント

下肢痛，腰背部痛など．本穴の内側（内合陽）には腰痛の際に強い圧痛が見られることがあり，その圧痛に刺鍼することによって腰痛の緩和することがある．

56 承筋 しょうきん：BL56

- **部位**○：下腿後面，腓腹筋の両筋腹の間，膝窩横紋の下方5寸（合陽と承山の中央）．
- ●：委中穴の下，腓腹筋の最もふくらんだところで，内側頭と外側頭の筋溝に取る．

取穴部位の相違はない．

- **字 義**：承は，うける，迎える．筋は，筋，腱，靱帯．筋の病を治す穴の意．
- **穴 性**：舒筋骨，利腰腿．
- **解 剖**：腓腹筋．

臨床のヒント

痔疾患，下腿痛，腰背部痛など．下腿後面の疼痛に対して，きつい刺激をするとかえって痛みや痺れをきたすことがあり，刺鍼に際しては慎重に行う必要がある．

57 承山 しょうざん：BL57

- **部位**○：下腿後面，腓腹筋筋腹とアキレス腱の移行部（足を底屈するか爪先立ちをすると，腓腹筋筋腹下の鋭角になった陥凹部にある．腓腹筋の二頭はラムダ（λ）の形に分かれている）．
- ●：委中穴の下，腓腹筋内側頭と外側頭の筋溝下端に取る．

取穴部位の相違はない．

- **字 義**：山は，やま．腓腹筋下部で山のように膨らんでいる部にある穴の意．

| **穴　性**：舒筋骨，利腰腿，**理腸療痔**．
| **解　剖**：腓腹筋．

臨床のヒント

　痔疾患，下腿の転筋，腰背部痛など．承筋と同様，きつい鍼刺激を慎まなければならない．痔および肛門疾患の際に顕著な圧痛が見られやすい．痔の外科手術後の肛門の違和感等にも用いて効あることが多い．足太陽経別が肛門に分布することから，痔の際に反応が出現しやすいようである．

58　飛揚（陽）ひよう：BL58―絡穴

| **部位○**：下腿後外側，腓腹筋外側頭下縁とアキレス腱の間，崑崙の上方7寸（崑崙の上方，承山の外下方1寸）．
| 　　**●**：崑崙穴の上7寸，腓腹筋下垂部の外縁，腓腹筋とヒラメ筋との間に取る．

> 取穴部位の相違はない．委中と崑崙（外果）の間が1尺6寸であり，中央よりやや下（1寸）にとる．

| **字　義**：飛は，飛ぶ，はねる，あがる，早い．経脈の走行がこの部で外側（陽）に飛ぶ意．また，迅速に飛揚する意．
| **穴　性**：疏筋通絡．
| **解　剖**：腓腹筋，ヒラメ筋．

臨床のヒント

　腰背痛，下腿無力，痔，頭痛，めまい，鼻閉など．膀胱経の絡穴であり，膀胱疾患にも効あり．腰痛，腰背痛，下肢膀胱経のだるさ等がある場合には，強い圧痛が観察される．

　委陽から胆経寄りに下がるラインと委中から真っ直ぐ下がるラインがあるが，外側のラインは下焦の水腫など腎の気化作用の失調による場合に反応が出やすく，索状の緊張を認めることがある．これを丁寧に刺鍼すると足が非常に軽くなり，水腫が軽減することがある．

59 跗陽 ふよう：BL59

- **部位** ○：下腿後外側，腓骨とアキレス腱の間，崑崙の上方3寸．
  - ●：崑崙穴の上3寸，アキレス腱の前に取る．

> 取穴部位の相違はない．

- **字　義**：跗（ふ）は足背，かかと．かかとの上部にある穴の意．
- **穴　性**：利腰腿，清頭目．
- **解　剖**：ヒラメ筋，腓腹神経（知）．

臨床のヒント

後頭部痛，後頭の重い感じ，腰下肢痛など．むくみを生じやすい穴でもある．

60 崑崙 こんろん：BL60 ─ 経火穴

- **部位** ○：足関節後外側，外果尖とアキレス腱の間の陥凹部．
  - ●：外果の最も尖ったところの高さで，外果とアキレス腱の間，陥凹部に取る．

> 取穴部位の相違はない．

- **字　義**：崑崙山に似た外果が高く盛り上がった部にある穴の意．
- **穴　性**：利腰腿，舒筋，降気逆，清頭目．
- **解　剖**：アキレス腱．

臨床のヒント

頭痛，後頸部痛，肩背部の引きつり，腰痛，足関節痛など．飛揚から跗陽にかけて刺鍼することによって後頸部のこりや痛みを軽減しやすい．後頸部から腰部に瘀血性の反応があると，本穴にもゴリゴリの硬結・圧痛が出現しやすく，重だるい．湿痰による症状の場合には，膨隆，硬結が生じやすい．このように膀胱経の異常状態を反映しやすい穴である．

61 僕参 ぼくしん：BL61

- **部位** ○：足外側，崑崙の下方，踵骨外側，赤白肉際．
  - ●：崑崙穴の直下，踵骨外側面の陥凹部に取る．

  取穴部位の相違はない．

- **字 義**：僕はしもべ，下，自己．参は，三，かねる，もうでる．膝を屈し敬礼するときに臀部と接するところ．
- **穴 性**：利腰腿，舒筋．
- **解 剖**：踵骨．

臨床のヒント

下肢麻痺，踵の痛み，転筋など．踵骨の外側面にあり，骨がすぐ下に触れる．冷えは骨から入ることが多く，冷え症では，本穴に多壮灸するとよい場合がある．ただし，耐えがたい熱痛感覚を自覚することが多い．

62 申脈 しんみゃく：BL62 ― 陽蹻脈の代表穴

- **部位** ○：足外側，外果尖の直下，外果下縁と踵骨の間の陥凹部 (外果下縁の下方陥凹部．申脈に対応する内側の経穴は照海である)．
  - ●：外果直下5分に取る．

  取穴部位の相違はない．

- **字 義**：申は，さる，かさねる，もうす，のびる．脈は，血すじ，脈拍，経脈．経脈の重なるところ，伸びるところ．陽蹻脈の起始．また，血脈を伸びやかにする穴の意．
- **穴 性**：利腰腿，清頭目．
- **解 剖**：下伸筋支帯．

臨床のヒント

腰痛，頭痛，めまい，不眠など．陽蹻脈の代表穴であることから，半身の異常を調整するときにも使用できるが，後渓穴 (督脈の代表穴) を補助穴として使用することが多い．また，膀胱経，胆経の異

常をとることもできる応用範囲の広い穴である．外果の直下でわずかに陥凹し，強い圧痛のある場所を浅く刺すとよい．

63 金門 きんもん：BL63 — 郄穴

部位○：足背，外果前縁の遠位，第5中足骨粗面の後方，立方骨下方の陥凹部．
　●：申脈穴の前下方，踵立方関節の外側陥凹部に取る．

> 「申脈穴の前下方，踵立方関節の外側陥凹部」から「第5中足骨粗面の後方，立方骨下方の陥凹部」へと前下方に移動した．

字　義：金は，黄金，銭，大事な，五行の肺に関連．気血の出入りする要穴，大事な穴の意．
穴　性：舒筋，清神開竅．
解　剖：第5中足骨粗面．

臨床のヒント

腰痛，外果痛，下肢痛など．

64 京骨 けいこつ：BL64 — 原穴

部位○：足外側，第5中足骨粗面の遠位，赤白肉際（第5中足骨粗面は，踵と第5中足指節関節のほぼ中央）．
　●：第5中足骨粗面の後下際，表裏の肌目陥凹部に取る．

> 「第5中足骨粗面の後下際」から「5中足骨粗面の遠位，赤白肉際」へと前方へ移動した．

字　義：京は，高い，大きい，大きい丘，都，数（1兆の1万倍）．骨は，ほね．第5中足骨後端の大きな骨の部にある穴の意．
穴　性：去風熱，清頭目，利腰膝．
解　剖：第5中足骨粗面．

臨床のヒント

頭痛，後頸部の引きつり，めまい，腰下肢痛など．原穴であることから，膀胱経の経脈病証に対して有効である．

65 束骨 そっこつ：BL65―兪木穴

- **部 位**　○：足外側，第5中足指節関節の近位，赤白肉際．
  - ●：第5中足指節関節の後ろ，外側陥凹部に取る．
  取穴部位の相違はない．
- **字　義**：束は，束ねる，くくる，縛る．骨はほね．足背部を束ねるときに当たるところの意．また，小趾の基節骨を束骨と呼び，その部にある穴の意．
- **穴　性**：去風熱，利項背．
- **解　剖**：第5中足指節関節，外側足背皮神経（知）．

臨床のヒント

　頭痛，後頸部の引きつり，めまい，腰下肢痛など．膀胱経の経筋病に使用して効あることが多い．膀胱経の異常による頸部，背部，腰下肢の異常の際，京骨から束骨にかけて，第5中足骨外側面に軟弱で強い圧痛点が出現することから，固定した経穴部位にこだわらず反応を探る必要がある．

66 足通谷 あしつうこく：BL66―榮水穴

- **部 位**　○：足の第5指，第5中足指節関節の遠位，赤白肉際．
  - ●：第5中足指節関節の前，外側陥凹部に取る．
  取穴部位の相違はない．
- **字　義**：通はとおる，届く，いたる，行き渡る，交わる．谷は谷間．膀胱経の脈気が通り過ぎるところ．
- **穴　性**：去風熱，利項背．
- **解　剖**：第5中足指節関節，外側足背皮神経（知）．

臨床のヒント

　頭痛，後頸部の引きつり，めまい，腰下肢痛など．膀胱経の経筋病に使用して効あることが多い．膀胱経の熱をとるのに有効で，目の内眦のかゆみや涙が乾いて結晶が付着する等に対しても有効である．

67 至陰 しいん：BL67 ―井金穴

- **部位**○：足の第5指，末節骨外側，爪甲角の近位外方0.1寸（指寸），爪甲外側縁の垂線と爪甲基底部の水平線の交点．
  - ●：足の第5指外側爪甲根部，爪甲の角を去ること1分に取る．

> 取穴部位の相違はない．

- **字　義**：至は，いたる，当たる，達する，なる．膀胱経の気がこれより陰経の腎に流れる部の意．
- **穴　性**：去風熱，順胎産．
- **解　剖**：足の第5指，外側足背皮神経（知）．

臨床のヒント

　頭痛，逆子，鼻閉，目の痛みなど．逆子に対して本穴と三陰交穴への施灸は非常に効果的であることが報告されている．

10. 足少陰腎経

Kidney Meridian (KI)

> **流注** 足の第5指外側より脈気を受け，足底の湧泉を通って足の内果の後をめぐり，太渓より別れて踵の中に入り，下腿内側を上がり，膝窩の内側（陰谷）に出て大腿内側を上がり，脊柱を貫いて長強に会し，前に出て肓兪まで上がり，腎に属し膀胱をまとう．その直行するものは，腎より上がって，肝，横膈膜を貫いて肺に入り，喉嚨をめぐって舌本を挟む．その支なるものは，肺を出て心をまとい胸中に注ぎ，手の厥陰心包経に連なる．

主要病証

- 足少陰腎経の証候：腰痛，下肢無力，脊柱・大腿内側後縁の痛み，足心熱痛，口熱，舌の乾燥，咽喉腫痛，心煩疼痛．
- 腎の証候：咳唾有血，消痩，気喘，顔色が黒い，遺精，月経不順，遺尿，驚き恐れる．

176　10. 足少陰腎経

KI

4寸　0.5

胸骨体下端

6　8寸
5寸
4
3
2

臍

1
2
3
4
5　恥骨結合上縁

15寸

5

0.5
2

内果尖

1　湧泉　ゆうせん：KI 1 ─ 井木穴

- **部位**〇：足底，足指屈曲時，足底の最陥凹部（足指屈曲時，足底部で第2・第3指の間のみずかきと踵を結ぶ線上，みずかきから1/3）．
  - ●：足底中央の前方陥中，足趾を屈すると最も陥凹する部に取る．

> 取穴部位の相違はないが，より解剖的に明確な記述となった．「足指屈曲時，足底の最陥凹部」は人によって異同があるが，「足底部で第2・第3指の間のみずかきと踵を結ぶ線上，みずかきから1/3」は部位を定めやすい．

- **字　義**：湧は，わく，水が吹き出る，煮えたぎる，あふれる．泉はいずみ，水の湧き出るところ，水源．井穴を表す．腎経の一番はじめの穴の意．
- **穴　性**：開竅，寧心．
- **解　剖**：足底腱膜，内側足底神経（知）．

臨床のヒント

咽喉痛，口乾，小便不利，足の裏の火照り，めまいなど．湧泉への刺鍼はすることはないが，指圧でも効果的である．

足第5指内側爪甲根部，爪甲の角を去ること1分（内至陰）の穴への刺鍼でも有効なことが多い．

2　然谷　ねんこく：KI 2 ─ 滎火穴

- **部位**〇：足内側，舟状骨粗面の下方，赤白肉際．
  - ●：内果の前下方，舟状骨粗面の直下に取る．

> 取穴部位の相違はない．

- **字　義**：然は，しかり，すなわち，これ，よろしい，ひねる．谷は，谷間．然骨または然谷は舟状骨の呼称であったことから，舟状骨の下縁にある穴の意．
- **穴　性**：滋陰補腎，清熱利湿．
- **解　剖**：下伸筋支帯，母指外転筋，後脛骨筋，内側足底神経（知）．

臨床のヒント

泌尿・生殖器疾患，小便不利など．滎火穴であることから，五心煩熱，盗汗，反復性扁桃といった腎経の虚熱の症状をとることができる．虚熱のあるときには本穴に索状の硬結，圧痛が現れることから分かりやすい．滎穴は，経筋治療で有効であるが，足少陰経筋病に対して，第5中足指節関節前内側陥凹部にある「内通谷（仮称）」が有効である．

3 太渓（谿）たいけい：KI 3 ─兪土穴，原穴

- **部位**○：足関節後内側，内果尖とアキレス腱の間の陥凹部．
  - ●：内果の最も尖ったところの高さで，内果とアキレス腱の間の陥凹部に取る．

> 取穴部位の相違はない．

- **字　義**：太は太い，大きい．渓は谷．アキレス腱の前方の窪みにある穴の意．
- **穴　性**：益腎降火，通調衝任．
- **解　剖**：アキレス腱，長指屈筋腱，伏在神経（知）．

臨床のヒント

咽喉腫痛，耳聾，耳鳴，不眠，健忘，遺精，ED（勃起不全），腰背部痛，頭痛，めまいなど．腎経の経脈病証に対して広く使える穴である．

アキレス腱と骨の間の陥凹部であるため，原穴の触診をするときなど，崑崙穴に指をあてた状態で太渓穴を押さえると，よく左右の反応の違いを比較することができる．然谷とともに腎陰（滋陰）を補すのに効果的な穴の1つである．夜更かしや，ストレス社会では腎陰虚が多くなることから，日常的に用いることができる．

4 大鍾（鐘）だいしょう：KI 4 ─絡穴

- **部位**○：足内側，内果後下方，踵骨上縁，アキレス腱付着部の前縁陥凹部．

- ●：太渓穴の下5分で踵骨上際，アキレス腱の前陥凹部に取る．

> 取穴部位の相違はない．

- **字　義**：大は大きい，広い，太い，長い．鍾はかね，つりがね．かかとを後ろから見ると大きなつりがねに見えることから，つりがねの釣り穴にあたる部にある穴の意．
- **穴　性**：益腎，清熱，安神．
- **解　剖**：踵骨，アキレス腱，伏在神経（知）．

臨床のヒント

腰背痛，二便不利など．腎の臓腑病に対して使うことができる．

5　水泉　すいせん：KI5―郄穴

- **部位**○：足内側，太渓の直下1寸，踵骨結節の内側陥凹部．
- ●：太渓穴の下1寸で，踵骨隆起の前，陥凹部に取る．

> 取穴部位の相違はない．しかし，順番が照海と入れかわっている．

- **字　義**：水はみず，地気，陰気．腎経の重要な穴で，水腫，浮腫に効ある穴の意．
- **穴　性**：通調経血，疏利下焦．
- **解　剖**：踵骨，伏在神経（知）．

臨床のヒント

月経異常，排尿障害．生理や排尿を含む下焦の水分代謝異常に対して効果が期待される．

6　照海　しょうかい：KI6―陰蹻脈の代表穴

- **部位**○：足内側，内果尖の下方1寸，内果下縁の陥凹部（内果頂点から垂直に向かい，内果下縁の陥凹部，申脈と内外で相対するところ）．
- ●：内果の直下1寸．

> 取穴部位の相違はない．しかし順番が水泉と入れかわっている．

- **字　義**：照は，てらす，輝く，光る，映す，明らか．海は，うみ，

大きい，広い．経気または邪気の明らかに集まるところ．また，眼疾患を治し視力を回復する効ある穴の意．
▌**穴　性**：滋陰補腎，利咽明目．
▌**解　剖**：後脛骨筋腱，長指屈筋腱，伏在神経（知）．

臨床のヒント

　咽喉の乾燥，不眠など．陰蹻脈の代表穴であることから，左右の陰経の調整に使用できる．

7　復溜　ふくりゅう：KI 7─経金穴

▌**部　位**○：下腿後内側，内果尖の直上2寸，アキレス腱の前縁（前にある交信と並ぶ）．
　　　　●：太渓穴の上2寸，アキレス腱の前に取る．

取穴部位の相違はない．

▌**字　義**：復は，かえる，かえす，繰り返す，重ねる．溜は，たまる，止める，たたえる．この部で腎経の経気が留まるところの意．
▌**穴　性**：滋腎去湿．
▌**解　剖**：アキレス腱，長母指屈筋，長指屈筋，伏在神経（知）．

臨床のヒント

　腹脹，水腫，下痢，腰背部痛など．経絡治療では腎虚証に対する重要な治療穴の1つである．

8　交信　こうしん：KI 8

▌**部　位**○：下腿内側，内果尖の上方2寸，脛骨内側縁の後際の陥凹部（復溜の前0.5寸）．
　　　　●：復溜穴の前方，復溜穴と脛骨内側縁の間に取る．

取穴部位の相違はない．

▌**字　義**：交は，交わる，あう，会合する．信は，誠，明らか，音信，

おとずれ，月経．本穴から三陰交に交わる部にある穴の意．また，月経を正常にする穴の意．
| **穴 性**：調経，利水，理下焦．
| **解 剖**：後脛骨筋，長指屈筋，伏在神経（知）．

臨床のヒント

泌尿・生殖器疾患，下痢など．

9 築賓 ちくひん：KI 9

| **部位**○：下腿後内側，太渓の直上5寸，ヒラメ筋とアキレス腱の間（太渓と陰谷の連線上で，蠡溝と並ぶ）．
　　　●：太渓穴の上5寸，腓腹筋下垂部とヒラメ筋の間に取る．

> 取穴部位の相違はない．

| **字 義**：築は，きね，築く，たてる．賓は，客，うやまう，みちびく，ほとり．築く＝盛り上がる部位のほとり，腓腹筋の内側頭の盛り上がったところにある穴の意．
| **穴 性**：理下焦，清神志．
| **解 剖**：ヒラメ筋，腓腹筋，伏在神経（知）．

臨床のヒント

てんかん，狂症，下腿痛など．

10 陰谷 いんこく：KI 10 ― 合水穴

| **部位**○：膝後内側，膝窩横紋上，半腱様筋腱の外縁．
　　　●：膝を少し屈し，膝窩横紋の内端で半腱様筋と半膜様筋腱の間に取る．

> 「膝窩横紋の内端で半腱様筋と半膜様筋腱の間」から「膝窩横紋上，半腱様筋腱の外縁」へと外方に移動した．

| **字 義**：膝窩横紋内側（陰）で陥凹部（谷）にある穴の意．
| **穴 性**：益元壮腎，除脹満．
| **解 剖**：半腱様筋腱，半膜様筋腱，伏在神経（知）．

臨床のヒント

ED（勃起不全），月経不調，崩漏など．経絡治療で肝虚証の場合に曲泉穴とともによく使われる経穴である．腎陰を補すのに有用である．

11 横骨 おうこつ：KI 11

部位 ○：下腹部，臍中央の下方5寸，正中線の外方0.5寸．
　　　 ●：曲骨穴の外5分，肓兪穴の下5寸に取る．
> 取穴部位の相違はない．

字　義：恥骨のことを横骨と呼ぶ．恥骨部にある穴の意．
穴　性：清利下焦，益腎．
解　剖：錐体筋，腹直筋，腸骨鼠径神経（知），L1デルマトーム．

臨床のヒント

陰部痛，下腹部痛，遺精，ED（勃起不全），小便不利など．

12 大赫 だいかく：KI 12

部位 ○：下腹部，臍中央の下方4寸，正中線の外方0.5寸．
　　　 ●：中極穴の外5分，肓兪穴の下4寸に取る．
> 取穴部位の相違はない．

字　義：大は大きい，広い，あまねし，太い．赫は，赤い，明らか．妊娠したときに赤子のいるこの部が大きくふくらむ部にある穴の意．
穴　性：理下焦，益腎．
解　剖：腹直筋．

臨床のヒント

子宮脱，帯下，月経痛，下痢など．

13 気穴 きけつ：KI 13

部位 ○：下腹部，臍中央の下方3寸，正中線の外方0.5寸．

- ●：関元穴の外5分，肓兪穴の下3寸に取る．

> 取穴部位の相違はない．

- **字　義**：気（臍下丹田）に関わりのある穴の意．
- **穴　性**：調経，利気，止瀉．
- **解　剖**：腹直筋．

臨床のヒント

　婦人科疾患，小便不利，下痢，ED（勃起不全）など．腎経の異常があるとき，横骨から上に向かって縦に索状の張り感を触れることが多い．異常のある経絡と同側に出現することが多い．

14　四満　しまん：KI 14

- **部位**○：下腹部，臍中央の下方2寸，正中線の外方0.5寸．
- ●：石門穴の外5分，肓兪穴の下2寸に取る．

> 取穴部位の相違はない．

- **字　義**：腎経の腹部の4番目の穴の意．また，腹満，脹満を治す穴の意．
- **穴　性**：調経，利水，消脹満．
- **解　剖**：腹直筋，肋間神経（前皮枝）（知）．

臨床のヒント

　婦人科疾患，下腹痛，遺精，遺尿，便秘など．

15　中注　ちゅうちゅう：KI 15

- **部位**○：下腹部，臍中央の下方1寸，正中線の外方0.5寸．
- ●：陰交穴の外5分，肓兪穴の下1寸に取る．

> 取穴部位の相違はない．

- **字　義**：真ん中，中心（肓兪穴）に経気が注ぐところにある穴の意．また，相火が丹田に注入される部位の意．
- **穴　性**：調経，通便，理腸．
- **解　剖**：腹直筋，肋間神経（前皮枝）（知）．

10. 足少陰腎経

臨床のヒント
下痢，便秘，月経不調，腹痛など．

16 肓兪 こうゆ：KI 16

- **部位**〇：上腹部，臍中央の外方5分．
  - ●：臍の外方5分に取る．
  > 取穴部位の相違はない．
- **字　義**：肓膜（腸間膜）に関連する穴の意．腎経がこの部で深部に入り肓膜に関連する部にある穴の意．
- **穴　性**：温中理気．
- **解　剖**：腹直筋，肋間神経（前皮枝）（知），L10デルマトーム．

臨床のヒント
腹脹，腹痛，下痢，便秘，腰背痛など．腎虚腰痛では本穴から大巨付近にかけて硬結，圧痛が見られやすい．

17 商曲 しょうきょく：KI 17

- **部位**〇：上腹部，臍中央の上方2寸，正中線の外方0.5寸．
  - ●：下脘穴の外5分，肓兪穴の上2寸に取る．
  > 取穴部位の相違はない．
- **字　義**：商は，はかる，商い，刻み（水時計の刻み），五音の1つで肺金に関連する．曲は，まげる，まがる，かがむ．体を曲げるときこの部で折れ曲がる．
- **穴　性**：調理腸胃．
- **解　剖**：腹直筋，肋間神経（前皮枝）（知）．

臨床のヒント
腹痛，下痢，便秘など．

18　石関　せきかん：KI 18

- **部位**〇：上腹部，臍中央の上方3寸，正中線の外方0.5寸．
  - ●：建里穴の外5分，肓兪穴の上3寸に取る．
  > 取穴部位の相違はない．
- **字　義**：腹直筋が石のように固く隆起した部にある穴の意．また，通じないことを石ということから，大便閉塞，不妊，気結脹満を治す穴の意．
- **穴　性**：調胃，寛腸，理気，散結．
- **解　剖**：腹直筋，肋間神経（前皮枝）（知）．

臨床のヒント

腹痛，便秘，嘔吐，不妊など．

19　陰都　いんと：KI 19

- **部位**〇：上腹部，臍中央の上方4寸，正中線の外方0.5寸．
  - ●：中脘穴の外5分，肓兪穴の上4寸に取る．
  > 取穴部位の相違はない．
- **字　義**：陰経が中脘に集まる傍らにある穴の意．また，衝脈の交会穴であり，陰気の集まる穴の意．
- **穴　性**：調理腸胃，寛胸理気．
- **解　剖**：腹直筋，肋間神経（前皮枝）（知）．

臨床のヒント

腹脹，腹痛，便秘，不妊など．

20　腹通谷（通穀）　はらつうこく：KI 20

- **部位**〇：上腹部，臍中央の上方5寸，正中線の外方0.5寸．
  - ：上脘穴の外5分，肓兪穴の上5寸に取る．
  > 取穴部位の相違はない．
- **字　義**：上脘の傍らで，穀物の通過するところ（胃の上口，噴門

にあたる)の意.
- **穴　性**：調理中焦.
- **解　剖**：腹直筋, 肋間神経(前皮枝)(知).

臨床のヒント

　腹痛, 腹脹, 嘔吐, 脾胃虚弱, 心痛, 動悸など. また, 腎と衝脈の気がこの部から胸に上がり散布する穴.

21　幽門　ゆうもん：KI 21

- **部　位**○：上腹部, 臍中央の上方6寸, 正中線の外方0.5寸.
　　　　●：巨闕穴の外5分, 肓兪穴の上6寸に取る.

　取穴部位の相違はない.

- **字　義**：幽は, 隠れる, 潜む, 深い. 胸郭の間の深い谷間(心窩部)にある穴の意. 胃の幽門とは関係しない.
- **穴　性**：降逆和胃, 利咽.
- **解　剖**：腹直筋, 肋間神経(前皮枝)(知).

臨床のヒント

　腹痛, 嘔吐, 消化不良, 下痢など.

22　歩廊　ほろう：KI 22

- **部　位**○：前胸部, 第5肋間, 正中線の外方2寸.
　　　　●：中庭穴の外2寸, 第5肋間に取る.

　取穴部位の相違はない.

- **字　義**：歩は, あるく, ゆく, 歩合. 廊は, ひさし, 廊下. 正中のことを庭といい, 両側のことを廊という. 胸部両側をゆっくり上行するところにある穴の意.
- **穴　性**：寛胸, 理気, 降逆.
- **解　剖**：大胸筋, 肋間筋, 肋間神経(前皮枝)(知).

臨床のヒント

　咳嗽, 気喘, 胸痛など.

23 神封 しんぽう：KI 23

部位 ○：前胸部，第4肋間，正中線の外方2寸．
　　　●：膻中穴の外2寸，第4肋間に取る．
> 取穴部位の相違はない．

字　義：心をこの部に封じている穴の意．
穴　性：寛胸利気，通乳．
解　剖：大胸筋，肋間筋，肋間神経（前皮枝）（知）．

臨床のヒント
咳嗽，気喘，胸痛，乳汁分泌障害など．

24 霊墟 れいきょ：KI 24

部位 ○：前胸部，第3肋間，正中線の外方2寸．
　　　●：玉堂穴の外2寸，第3肋間に取る．
> 取穴部位の相違はない．

字　義：霊は，神，御霊，死者の魂．墟は，丘，麓，廃墟．神の宿る場所（玉堂）の麓にある穴の意．また，心と関連している穴の意．
穴　性：寛胸利気．
解　剖：大胸筋，肋間筋，肋間神経（前皮枝）（知）．

臨床のヒント
咳嗽，気喘，胸痛など．本穴から兪府にかけて，小児およびおとなの喘息の際に反応が出現しやすい．

25 神蔵 しんぞう：KI 25

部位 ○：前胸部，第2肋間，正中線の外方2寸．
　　　●：紫宮穴の外2寸，第2肋間に取る．
> 取穴部位の相違はない．

字　義：神を蔵する心の部にあたる穴の意．脈気がこの部から心

に入り貯蔵される穴の意.
- **穴　性**：寛胸利気.
- **解　剖**：大胸筋，肋間筋，肋間神経（前皮枝）（知）.

臨床のヒント

　胸痛，煩満，咳嗽，気喘など．小児およびおとなの喘息の際に反応が出現しやすい．

26　彧中　いくちゅう：KI 26

- **部位**○：前胸部，第1肋間，正中線の外方2寸．
- ●：華蓋穴の外2寸，第1肋間に取る．

　取穴部位の相違はない．

- **字　義**：彧は，あや，あやある様，しげる，ながい．中は真ん中，中央．あやは肋骨を象（かたど）り，その間にある穴の意．また，肺は彩りのあでやかな蔵であることから，肺に近い部にある穴の意．
- **穴　性**：利気，止咳平喘．
- **解　剖**：大胸筋，肋間筋，肋間神経（前皮枝）（知）．

臨床のヒント

　咳嗽，気喘，胸満，痰など．小児およびおとなの喘息の際に反応が出現しやすい．

27　兪府　ゆふ：KI 27

- **部位**○：前胸部，鎖骨下縁，正中線の外方2寸．
- ●：璇璣穴の外2寸，鎖骨の下際に取る．

　取穴部位の相違はない．

- **字　義**：腎経の脈がこの部に集まる穴の意．また，胸部疾患に効ある穴の意．
- **穴　性**：利気，止咳平喘．
- **解　剖**：大胸筋，鎖骨上神経（知）．

臨床のヒント

咳嗽，気喘，胸痛など．小児およびおとなの喘息の際に反応が出現しやすい．腎経の終点であり，経脈を疏通（根結）させるのによく使われる．

11. 手厥陰心包経
Pericardium Meridian (PC)

流注　胸中で足少陰腎経の脈気を受けて起こり，心包に属し，横膈膜を下って上脘，中脘，陰交の部で三焦をまとう．その支なるものは，胸をめぐって腋窩に出て，上腕内側の肺経と心経との間を行き，肘関節（曲沢）に入る．前腕内側の中央を行き掌中（労宮）に入り，中指の端（中衝）に出る．その支なるものは，掌中より別れて薬指の端（関衝）に出て，手少陽三焦経に連なる．

主要病証

- 手厥陰心包経の証候：掌心（手のひらの）発熱，腋窩腫脹，上肢の拘急．
- 心包の証候：心痛，心悸，胸悶，煩躁，顔面紅潮，喜笑不休（笑いが止まらない）．

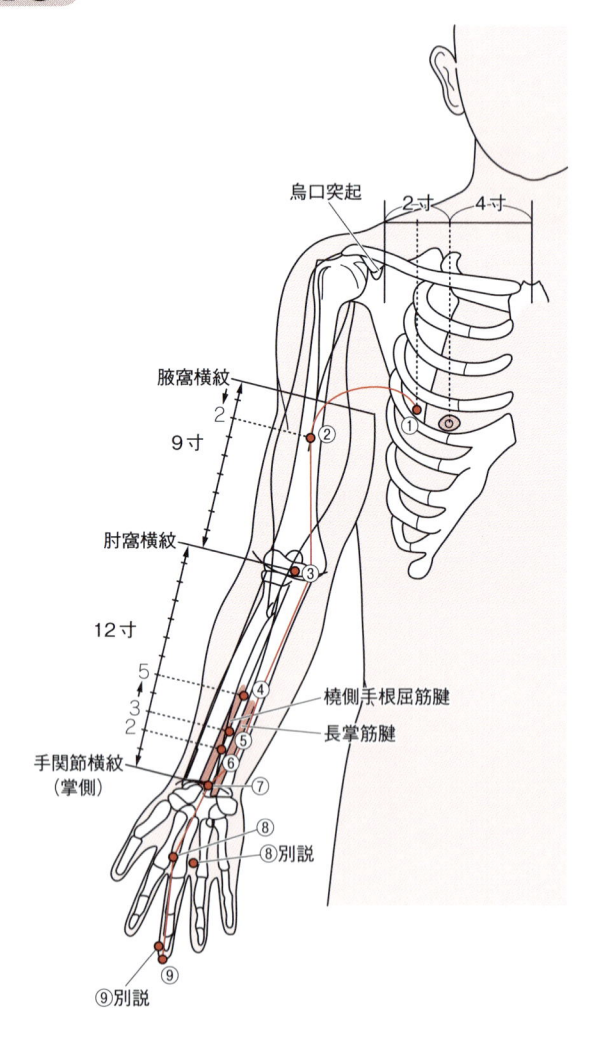

192 11. 手厥陰心包経

PC

烏口突起
2寸
4寸
腋窩横紋
9寸
②
①
肘窩横紋
③
12寸
5
3
2
④ 橈側手根屈筋腱
⑤ 長掌筋腱
手関節横紋
（掌側）
⑥
⑦
⑧
⑧別説
⑨
⑨別説

1 天池 てんち：PC 1

部位〇：前胸部，第4肋間，正中線の外方5寸．
　　　●：乳中穴の外1寸で第4肋間に取る．

> 取穴部位の相違はない．

字　義：天は上部，池は水のたまるところ．上部にあって，乳汁が下部にたまる場所の意．また，心気が腋窩に向かって流れる溝（池）にある穴の意．

穴　性：開胸，清肺，止咳，平喘．

解　剖：大胸筋，小胸筋，肋間筋，肋間神経（外側皮枝）（知）．

（臨床のヒント）
　心煩，胸悶，胸痛，気喘など．

2 天泉 てんせん：PC 2

部位〇：上腕前面，上腕二頭筋長頭と短頭の間，腋窩横紋前端の下方2寸．
　　　●：腋窩横紋の前端から曲沢穴に向かい下2寸に取る．

> 取穴方法の相違はないが，経脈流注がこれまで肺経であった上腕二頭筋長頭と短頭の間にとることとなった．腋窩横紋から肘窩横紋までは9寸であることから，腋窩横紋から2/9にとる．

字　義：心包経の気血がこの部で初めて地表に湧き出るように表面に出てくる穴の意．

穴　性：開胸利気，活血通脈．

解　剖：上腕二頭筋．

（臨床のヒント）
　心痛，胸肋脹満，上肢内側痛など．

3 曲沢 きょくたく：PC 3―合水穴

部位〇：肘前面，肘窩横紋上，上腕二頭筋腱尺側の陥凹部（手を

- ●：肘窩横紋上で上腕二頭筋腱尺側に取る．上腕動脈，正中神経幹が通る．

> 取穴部位の相違はない．

- **字　義**：曲は，曲がる．沢は，水をたたえるところ，沢，じめじめしたところ．肘窩横紋にある穴の意．
- **穴　性**：清営活血，降逆止嘔，除煩鎮痙．
- **解　剖**：上腕二頭筋腱，上腕動脈，正中神経幹．

臨床のヒント

　心痛，動悸，煩躁，上腕内側痛など．

4　郄門 げきもん：PC 4―郄穴

- **部位○**：前腕前面，長掌筋と橈側手根屈筋腱の間，手関節前面の遠位横紋の上方5寸（拳を作り，前腕を回外して手関節を軽く掌屈すると2つの腱が現れる．曲沢と大陵を結ぶ線の中点の下1寸，2つの腱の間）．
- ●：大陵穴から曲沢穴に向かい上5寸に取る．正中神経幹が通る．

> 前腕の骨度が1尺から1尺2寸になったことからわずかに遠位（下方）に移動した．

- **字　義**：前腕にある筋の割れ目にある穴の意．
- **穴　性**：寧心安神，清営涼血．
- **解　剖**：橈側手根屈筋　長掌筋．

臨床のヒント

　心痛，動悸，心煩，胸痛など．

5　間使 かんし：PC 5―経金穴

- **部位○**：前腕前面，長掌筋と橈側手根屈筋腱の間，手関節前面の遠位横紋の上方3寸（拳を作り，前腕を外旋（回外）して手

関節をわずかに曲げると2つの腱が現れる．大陵の直上3寸，2つの腱の間．人によって長掌筋腱が触れない場合は，橈側手根屈筋腱の尺側に取る）．
- ●：大陵穴から曲沢穴に向かい上3寸に取る．

> 前腕の骨度が1尺から1尺2寸になったことからわずかに遠位（下方）に移動した．

| 字　義：間は，隙間，間，いれる，いとま，やすらか．使は，つかう，したがう．下が隙間になったところにある穴の意．
| 穴　性：寧心安神，通経活絡，和胃去痰．
| 解　剖：橈側手根屈筋，長掌筋腱．

臨床のヒント

心痛，動悸，胃痛，煩躁など．

6　内関　ないかん：PC 6―絡穴

| 部位○：前腕前面，長掌筋と橈側手根屈筋腱の間，手関節前面の遠位横紋の上方2寸（拳を作り，前腕を外旋（回外）して手関節をわずかに曲げると2つの腱が現れる．大陵の直上2寸，2つの腱の間．外関と対応する）．
- ●：大陵穴から曲沢穴に向かい上2寸に取る．橈側手根屈筋腱と長掌筋腱の間．

> 前腕の骨度が1尺から1尺2寸になったことからわずかに遠位（下方）に移動した．

| 字　義：関は閉ざす，関所，かんぬき．橈骨と尺骨が合わさって閉ざした部にある内側にある穴の意．また，外関に対する穴の意．
| 穴　性：寧心安神，鎮静止痛，理気和胃．
| 解　剖：橈側手根屈筋，円回内筋，長掌筋腱．

臨床のヒント

心痛，動悸，胸痛，鬱証など．心包絡の病証に対しても用いることができる．乗り物酔い，薬剤の副作用による嘔吐，つわりなどに

7 大陵 だいりょう：PC7—兪土穴，原穴

部位○：手関節前面，長掌筋腱と橈側手根屈筋腱の間，手関節前面の遠位横紋の中（拳を作り，前腕を外旋（回外）して手関節をわずかに曲げると2つの腱が現れる．手関節掌側横紋遠位端の中点，両筋腱の間，豆状骨上縁の神門に並ぶ）．
●：手関節前面横紋の中央に取る．橈側手根屈筋と長掌筋の両筋の間で，太淵穴と神門穴の中間にある．

> 取穴部位の相違はない．

字　義：陵は，丘，塚．手首で腱が高い丘のように膨隆する部にある穴の意．
穴　性：清心寧神，和胃寛胸．
解　剖：橈側手根屈筋．長掌筋腱．

臨床のヒント

心痛，動悸，腹痛，嘔吐，手関節痛など．

8 労宮 ろうきゅう：PC8—滎火穴

部位○：手掌，第3中手指節関節の近位陥凹部，第2・第3中手骨の間で第3中手骨側（手を握り，中指先端のあたるところ，第3中手骨橈側）．
別説—手掌，第3中手指節関節の近位陥凹部，第3・第4中手骨の間で第3中手骨側．
●：手掌部にあり，指を屈して中指と薬指の指尖が手掌にあたるところの中間に取る．

> 2案併記の穴である．部位は第2・第3中手骨の間で第3中手骨橈側にとり，別説は，第3・第4中手骨の間で第3中手骨尺側にとる．

| **字　義**：労は，勤める，働く，憂える，病む，疲れる，苦しむ．
宮は，寺，神社，神仙の住居．疲労したときによく疲れ
の出るところ．心および心包の病変の現れるところの意．
| **穴　性**：清心瀉熱，安神涼血，和胃．
| **解　剖**：浅指屈筋腱，正中神経（知）．

(臨床のヒント)

　心痛，心煩など．心包の熱をとるのに速刺速抜で使ってもよいが，鍼をするのは痛みが強いためすすめられない．指圧でも効果的である．

9　中衝　ちゅうしょう：PC 9―井木穴

| **部位○**：中指，中指先端の中央．
　　　　別説―中指，中指末節の橈側，指の爪甲根部の側上方0.1寸．
|　　**●**：中指橈側爪甲根部，爪甲の角を去ること1分に取る．

> 2案併記の穴である．部位は中指先端にとり，別説は従来と同じであり，中指末節の橈側，指の爪甲根部の側上方0.1寸にとる．

| **字　義**：中指の突き当たりにある穴の意．
| **穴　性**：開竅蘇厥，清心退熱．
| **解　剖**：正中神経（知），C7デルマトーム．

(臨床のヒント)

　舌のこわばり，熱病など．

12. 手少陽三焦経
Triple Energizer Meridian (TE)

流注　手の薬指の端（関衝）に起こり，手背より前腕背側の中央を上がって，肘を貫き肘後（天井）に出て上腕後外側をめぐり肩に上がる．肩井で足少陽胆経と交わり，鎖骨上窩（欠盆）に入り，下って膻中で左右が交わったのち，散布して心包をまとい，横隔膜を下って三焦に属する．その支なるものは，膻中から鎖骨上窩（欠盆）に出て，項を上がって耳の後（翳風）に達し，1つは耳の上（角孫）から額角に出て内眥から頬に行き，別の支なるものは，翳風から耳中に入り耳前に出て，頬を経て外眼角のあたりに終わり，足少陽胆経と連なる．

主要病証

- 手少陽三焦経の証候：耳聾，耳後の痛み，咽喉腫痛，目の外眥の痛み，頬部の腫痛，肩・腕・肘外側の痛み．
- 三焦の証候：腫脹，水腫，遺尿，小便不利．

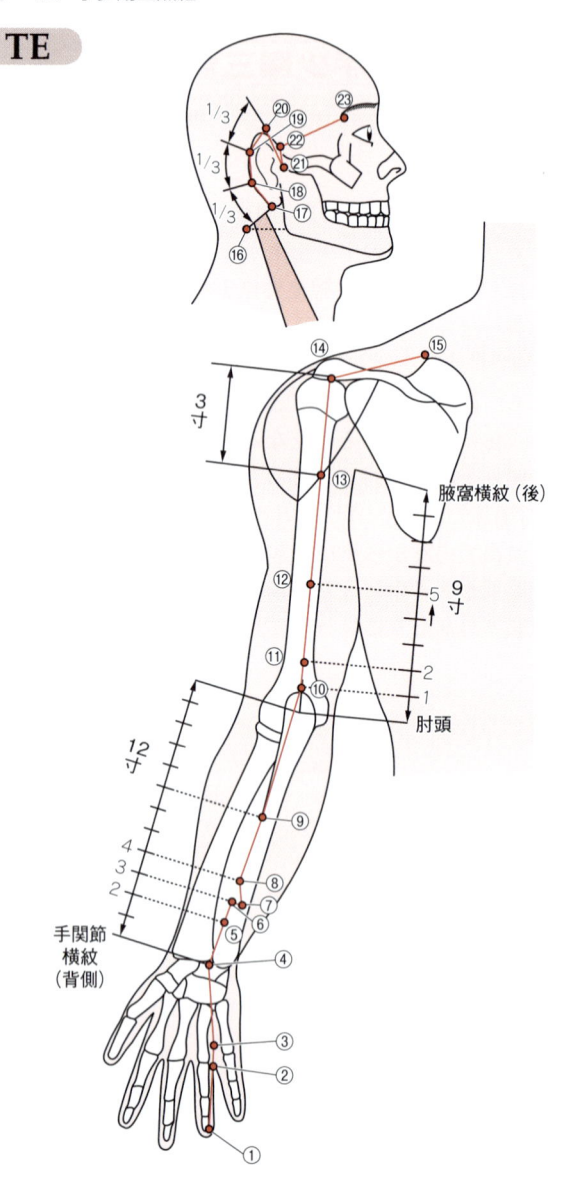

12. 手少陽三焦経

TE

腋窩横紋（後）

3寸

9寸

肘頭

12寸

手関節横紋（背側）

1 関衝 かんしょう：TE1 ―井金穴

- **部位**○：薬指,末節骨尺側,爪甲角から近位内方0.1寸(指寸). 爪甲尺側縁の垂直線と爪甲基底部の水平線の交点.
  - ●：薬指尺側爪甲根部,爪甲の角を去ること1分に取る.

  取穴部位の相違はない.

- **字　義**：関は,関門,かんぬき,貫く,関所,隔てる,境界.衝は,つく,向かう,当たる,出る,透,要衝.気血の出る要衝の意.また,中衝と少衝の間にある穴の意.
- **穴　性**：清熱,開竅,利喉舌.
- **解　剖**：尺骨神経(知),C8デルマトーム.

臨床のヒント

耳聾,耳鳴,咽の痛み,心煩,頭痛など.

2 液門 えきもん：TE2 ―榮水穴

- **部位**○：手背,薬指と小指の間,みずかきの上方(近位)陥凹部,赤白肉際.
  - ●：手背にあり,第4中手指節関節の下,尺側に取る.

  「第4中手指節関節の下,尺側」から「第4・第5指間のみずかきの近位陥凹部,赤白肉際」にわずかに外方に移動しているが,ごくわずかな移動であることから同じとされている.

- **字　義**：液は汁,津液,浸す,潤す,水,わきに通じる.門は出入り口.三焦経は水分調節に関与し,水の出入りする穴の意.三焦経の水穴の意.
- **穴　性**：清頭明目,利三焦.
- **解　剖**：第4背側骨間筋,尺骨神経(知),C8デルマトーム.

臨床のヒント

耳聾,耳鳴,耳痛,咽の痛みなど.側頸部痛などの手少陽経筋病に対して本穴は非常に有効である.なお,みずかき中央よりも第4中手指節関節の下,尺側陥凹部の方が効果的と思われる.

この部に直径5mmくらいの圧痛点が出現することが多い．手少陽経の熱をとるツボであることから，めまい，耳鳴り，難聴等にも用いることができる．

3 中渚 ちゅうしょ：TE3—兪木穴

部位○：手背，第4・第5中手骨間，第4中手指節関節の近位の陥凹部．
   ●：手背にあり，第4中手指節関節の上，尺側に取る．

> 本穴も「第4中手指節関節の上，尺側」から「第4・第5中手骨間，第4中手指節関節の近位陥凹部」へとわずかに外方へ移動しているが，わずかな変化であることから同じとされている．

字 義：渚は洲，中州，なぎさ．水際にあたるところ，薬液を塗るときに濡れるところの意．
穴 性：開竅益聡，清熱通絡，理気解鬱．
解 剖：第4背側骨間筋，尺骨神経（知）．

臨床のヒント

耳聾，耳鳴，頭痛，液門穴と同様，経筋病に対して有用である．少陽経筋の走行に沿ったつっぱり，痙攣，引きつり，運動時痛がある場合に，本穴または液門穴の圧痛を探し，圧痛部に皮内鍼を0.5mm程度刺入するのみで，刺入直後から症状の軽減もしくは消失することが多い．ただし，経筋病以外の安静時痛，夜間痛，自発痛，痺れ等に対しては，効果は得られないことが多い．

三焦経は耳と密接につながっており，耳の回りを後方からぐるっと囲んで流注している．また，三焦経は水分代謝をつかさどり，したがって，耳のリンパ流も三焦経と関連している．耳鳴，難聴といった耳の異常は三焦経の病証として出現することが多い．耳鳴患者では第4・第5中手骨間を横切るように固い索状の硬結・圧痛の見られることが多く，この圧痛点を使うと，耳鳴の軽減することがある．

4 陽池 ようち：TE4―原穴

- **部位**〇：手関節後面，総指伸筋腱の尺側陥凹部，手関節背側横紋上，（第4・第5中手骨間を擦上すると触れ，陽渓，陽谷に並ぶ）．
  - ●：手関節後面の横紋のほぼ中央にあり，総指伸筋腱と小指伸筋腱の間に取る．

  取穴部位の相違はない．

- **字　義**：陽は背部，池は大きな陥凹部で，手関節背面の大きな陥凹部にある穴の意．
- **穴　性**：疏風散熱，舒筋活絡．
- **解　剖**：伸筋支帯，総指伸筋腱，小指伸筋腱．

臨床のヒント

　上肢痛，耳聾など．左陽池の灸は三焦の元気を補うのによいといわれている．

5 外関 がいかん：TE5―絡穴，陽維脈の代表穴

- **部位**〇：前腕後面，橈骨と尺骨の骨間の中点，手関節背側遠端横紋の上方2寸（陽池の上2寸，両骨の間の陥凹部．内関と相対す）．
  - ●：陽池穴の上2寸，総指伸筋腱と小指伸筋腱の間に取る．

  前腕の骨度が1尺から1尺2寸になったことから，わずかに遠位（下方）に移動した．

- **字　義**：外側部にある，橈骨と尺骨を隔てる穴の意．内関に対する外関．
- **穴　性**：疏風清熱，利脇．
- **解　剖**：総指伸筋腱，小指伸筋腱．

臨床のヒント

　耳聾，耳鳴，頰痛，肩背痛など．手少陽経筋病の際，液門，中渚で効果が得られないときに本穴を用いると効果的な場合が少なくな

い．また，臨泣（帯脈）とあわせて奇経治療として用いることができる．脾と三焦は子午の陰陽関係にあり，飲食不節で脾が失調すると体内に湿が停滞するが，このとき三焦経も浮腫状態になり，三焦経の皮膚を擦診すると浮腫状になっており強い痛みを訴える．三焦経は水分代謝と関係しており，めまい，耳鳴り等の耳のリンパ流の異常に対しても用いることができる．

6 支溝 しこう：TE6―経火穴

部位〇：前腕後面，橈骨と尺骨の骨間の中点，手関節背側遠端横紋の上方3寸（外関の上1寸，両骨の間，会宗と並ぶ）．
　　●：陽池穴の上3寸，総指伸筋腱と小指伸筋腱の間に取る．

> 前腕の骨度が1尺から1尺2寸になったことから，わずかに遠位（下方）に移動した．

字　義：支は，支える，分かれる，保つ，支持．溝はみぞ，水道．尺側手根伸筋と小指伸筋腱の間の溝にある穴の意．
穴　性：疏三焦，利胸脇，通関開竅，活絡散瘀，調理蔵府．
解　剖：総指伸筋腱，小指伸筋腱．

臨床のヒント
耳聾，耳鳴，肩背痛，熱病など．

7 会宗 えそう：TE7―郄穴

部位〇：前腕後面，尺骨の橈側縁，手関節背側遠端横紋の上方3寸（支溝の尺側）．
　　●：支溝穴の尺側1寸で，小指伸筋腱と尺側手根伸筋の間に取る．

> 前腕の骨度が1尺から1尺2寸になったことから，わずかに遠位（下方）に移動した．

字　義：会は，集まる，会合，出会う，一致．宗は尊い，あつまる，宗教．気血の多く集まるところの意．

| 穴　性：清熱開鬱，疏通経気．
| 解　剖：尺側手根伸筋腱，小指伸筋腱．

臨床のヒント

耳聾，上肢痛など．外関に準ずる．

8　三陽絡　さんようらく：TE8

| 部　位○：前腕後面，橈骨と尺骨の骨間の中点，手関節背側遠端横
　　　　紋の上方4寸（陽池と肘頭を結ぶ線上の下から1/3）．
　　　●：陽池穴の上4寸，総指伸筋と小指伸筋の間に取る．

> 前腕の骨度が1尺から1尺2寸になったことから，わずかに遠位（下方）
> に移動した．

| 字　義：手の三陽経の集まるところの意．
| 穴　性：開竅鎮痛，宣通気血．
| 解　剖：総指伸筋腱，小指伸筋腱．

臨床のヒント

耳聾，上肢痛など．三陽経の交会する部位であり，頭頸部の愁訴，耳の異常，水分代謝異常等に用いることができる．外関に準ずる．

9　四瀆　しとく：TE9

| 部　位○：前腕後面，橈骨と尺骨の骨間の中点，肘頭の下方5寸．
　　　●：陽池穴の上5寸，総指伸筋と小指伸筋の間に取る．

> 前腕の骨度が1尺から1尺2寸になったことから，わずかに近位（上方）
> に移動した．

| 字　義：瀆はみぞ，下水．手関節より4番目の溝にある穴の意．
| 穴　性：清咽喉，通耳竅．
| 解　剖：総指伸筋，小指伸筋．

臨床のヒント

耳聾，前腕痛など．外関に準ずる．

10 天井 てんせい：TE10 ─ 合土穴

- **部位○**：肘後面，肘頭の上方1寸，陥凹部（肘を90°屈曲したときにできる肘頭窩中）．
  - ●：肘頭から肩髎穴に向かい上1寸，肘関節を屈曲して取る．

  取穴部位の相違はない．

- **字　義**：天は大空，上，高い，神，大きい．井は井戸，かこい，天井，しずか，深い．肘の上部で井戸のように窪んだところ（肘頭窩）にある穴の意．
- **穴　性**：疏風清熱，通絡寧神．
- **解　剖**：肘頭窩，上腕三頭筋腱．

臨床のヒント

耳聾，肩上部痛，偏頭痛など．

11 清冷淵 せいれいえん：TE11

- **部位○**：上腕後面，肘頭と肩峰角を結ぶ線上で，肘頭の上方2寸（肘を伸ばし，肘頭の上方2寸）．
  - ●：肘頭から肩髎穴に向かい上2寸に取る．

  取穴部位の相違はない．

- **字　義**：清は清い，寒い，涼しい，明らか．冷は冷たい，冷ややか，すずしい．淵はふち，池，沼，ものの多く集まるところ．肉の少ない部分で冷たくなりやすい部にある穴の意．
- **穴　性**：疏風散寒，通絡止痛．
- **解　剖**：上腕三頭筋．

臨床のヒント

肩関節挙上不能，頭痛など．

12 消濼 しょうれき：TE12

- **部位○**：上腕後面，肘頭と肩峰角を結ぶ線上，肘頭の上方5寸．

● ：臑会穴と清冷淵穴の中央に取る．橈骨神経幹が通る．

> 「清冷淵（肘頭の上2寸）と臑会（肩髎の下3寸）の中央」から「肘頭と肩峰角を結ぶ線上で，肘頭から上5寸」へと変更になったことから，わずかに上方へ移動した．

字　義：消は消える，消す，なくす．濼ははなはだ辛い，波の動く様，手を捻ると波のように起こる肉の止まるところにある穴の意．

穴　性：清熱，疏経，活絡．

解　剖：上腕三頭筋，橈骨神経幹．

（臨床のヒント）

頸部痛，上肢痛，頭痛など．

13 臑会　じゅえ：TE13

部位○：上腕後面，三角筋の後下縁，肩峰角の下方3寸．
　　　●：肩髎穴から肘頭に向かい下3寸に取る．

> 取穴部位の相違はない．なお，肩峰角の下3寸は，腋窩横紋から肘窩横紋までを9寸としての1/3の寸法でとることになる．便宜上は肩峰角の直下で三角筋後下縁が本穴にあたる．

字　義：臑は肩に接する上腕部分．会はあつまる．上腕部で他経と交わる穴の意．

穴　性：清鬱熱，通経絡，利関節．

解　剖：三角筋．

（臨床のヒント）

肩上肢痛，眼疾患など．三角筋後部線維（肩甲棘部）上にあり，肩関節痛（後面の痛み）に効あり．

14 肩髎　けんりょう：TE14

部位○：肩周囲部，肩峰角と上腕骨大結節の間の陥凹部（上腕を外転したときに，肩峰外側縁に前後に現れる2つの陥凹

部，前は肩髃，後ろが本穴である）.
- ●：肩峰外端の後下際に取る.

> 取穴部位の相違はない. 肩を外転して肩関節部に現れる後ろの窪みに取る.

- **字　義**：髎は骨の窪み. 肩関節部でできる大きな窪み（後ろ）にある穴の意.
- **穴　性**：疏風湿，通経絡.
- **解　剖**：三角筋，鎖骨上神経（知），C4デルマトーム.

臨床のヒント

上肢痛，肩挙上困難など. 肩こりではこりの出現しやすい部位の1つである.

15 天髎 てんりょう：TE15

- **部位**○：肩甲部，肩甲骨上角の上方陥凹部（肩を垂らして，肩井と曲垣とを結ぶ線の中点）.
- ●：肩甲骨上角の外上方で，肩井穴と曲垣穴の中間に取る.

> 取穴部位の相違はない.

- **字　義**：肩甲骨上部のことを天部とし，この部にできる大きな窪みを指す意.
- **穴　性**：去風湿，通経絡.
- **解　剖**：僧帽筋，鎖骨上神経（知），C4デルマトーム.

臨床のヒント

肩上肢痛，頸部のこわばり・痛みなど.

三焦経のこりの際には強い肩こり感を訴える部位であり，本穴を圧迫して強い圧痛があれば三焦経の異常によって生じたこり感であることを知ることができる. 同時に本穴から天髎にかけてこり感が強くなることから，これらの部位を圧迫するとさらに明確になる.

16 天牖 てんゆう：TE16

- **部位**○：前頸部，下顎角と同じ高さ，胸鎖乳突筋後方の陥凹部.

- ●：乳様突起の後下方で胸鎖乳突筋の後縁に取る．

> 「乳様突起の後下方で胸鎖乳突筋の後縁」から「下顎角の高さで，胸鎖乳突筋の後方の陥凹部」へと後下方へ移動した．

- **字　義**：牖は窓．頭部にある窓，頭部の下にある窪みにある穴で，頭部や耳疾患に効ある穴の意．
- **穴　性**：清頭明目，利諸竅．
- **解　剖**：頭板状筋．

臨床のヒント

頭痛，めまい，頸部のこわばりなど．本穴は心包・三焦経の経別の交会する穴とされており，本穴の異常は心包・三焦の異常を反映すると同時に，治療穴となる．三焦経の異常があると強いこり感，硬結・圧痛が出現しやすい．

17　翳風　えいふう：TE17

- **部位○**：前頸部，耳垂後方，乳様突起下端前方の陥凹部．
- ●：耳垂の後方で乳様突起と下顎枝の間，陥凹部に取る．

> 取穴部位の相違はない．

- **字　義**：翳は羽毛でできた扇子．風はかぜ，声，音に通じ，耳に関連する穴の意．
- **穴　性**：散風熱，聡耳竅，通経絡．
- **解　剖**：顎二腹筋後腹，大耳介神経（知），顔面神経幹．

臨床のヒント

耳聾，耳鳴，頬の腫れなど．顔面神経管が本穴の下を通過することから，三焦経の異常があるときに本穴を圧迫すると耳から顔面部の違和感を感じやすい．

18　瘈脈　けいみゃく：TE18

- **部位○**：頭部，乳様突起の中央，角孫と翳風の耳の輪郭にそって結ぶ曲線上，翳風から1/3．

- ●：角孫穴と翳風穴の間を3等分し，下から1/3のところで，乳様突起の前，陥凹部に取る．

> 角孫穴と翳風穴の間を3等分し，下から1/3のところは同じであるが，「乳様突起の前，陥凹部」から「乳様突起の中央」へと後方に移動した．

- **字　義**：瘈は痙攣，脈は絡脈，血管で，血管の怒張したところにある穴の意．小児の痙攣を治す穴の意．
- **穴　性**：清熱，解痙，通竅．
- **解　剖**：後耳介筋，大耳介神経（知）．

臨床のヒント

耳聾，耳鳴，頭痛など．三焦経は耳と深く関連することから，耳の異常の際に顕著な圧痛等が現れやすい．圧痛の最も顕著な穴を選択すれば局所的な治療効果を期待することができる．

19　顱息　ろそく：TE19

- **部位**〇：頭部，角孫と翳風の耳の輪郭にそって結ぶ曲線上，翳風から2/3．
- ●：角孫穴と瘈脈穴の中間，陥凹部に取る．

> 取穴部位の相違はない．

- **字　義**：顱は頭，息は休息，中止．頭の病を鎮める穴の意．
- **穴　性**：散風，通竅，鎮驚．
- **解　剖**：大耳介神経（知）．

臨床のヒント

耳鳴，耳痛，頭痛など．瘈脈に準ずる．

20　角孫　かくそん：TE20

- **部位**〇：頭部，耳尖のあたるところ．
- ●：耳を前に折り，その上角にあたるところで，耳輪の直上髪際に取る．

> 取穴部位の相違はない．

| **字　義**：角は突端，角，すみ，端．孫は，孫，血筋，小さい．耳先の角にある穴の意．
| **穴　性**：清熱散風，清頭明目．
| **解　剖**：上耳介筋，側頭筋，下顎神経（三叉神経第3枝）（知）．

臨床のヒント

耳部の腫脹，頸部のこわばりなど．

21　耳門　じもん：TE21

| **部位**○：顔面部，耳珠上の切痕と下顎骨の関節突起の間，陥凹部（少し口を開けて，耳珠上切痕前にできる陥凹部，聴宮の直上）．
|　　　●：耳珠の前上方で珠上結節の前，陥凹部に取る．浅側頭動脈拍動部に取る．

> 動脈拍動部の記述はないが，取穴部位は同じと考えられる．

| **字　義**：耳孔の前にある穴の意．
| **穴　性**：開竅益聡，疏通経絡．
| **解　剖**：下顎神経（三叉神経第3枝）（知）．

臨床のヒント

耳聾，耳鳴など．耳珠の前には上から耳門（三焦経），聴宮（小腸経），聴会（胆経）と3穴がわずかな間隔をおいて縦に並んでいる．側頸部の違和感があるときに，これら3穴に一定の圧を加えると，最も痛みを感じた経絡・経筋に異常があることを簡単に判別することができる．また，圧痛の顕著なこれらの穴に切皮置鍼をした瞬間から側頸部の緊張感が軽減・消失するのは非常に興味深い現象である．経絡現象の1つといえる．

22 和髎 わりょう：TE22

- **部位**〇：頭部，鬢髪（もみあげ）の後方，耳介の付け根の前方，浅側頭動脈の後方．
  - ●：頬骨弓後端の上際，動脈拍動部に取る．

  > 取穴部位の相違はない穴とされているが，「頬骨弓後端の上際」から「鬢髪の後縁で耳介根の前方」へとされたことから，わずかに上方へと移動したと思われる．

- **字　義**：和は平か，髎は地を掘った陥凹部．側頭窩の陥凹のおだやかな部にある穴の意．
- **穴　性**：去風，通絡．
- **解　剖**：前耳介筋，下顎神経（三叉神経第3枝）（知），浅側頭動脈．

臨床のヒント
耳鳴，頭痛，頭重など．

23 糸(絲)竹空 しちくくう：TE23

- **部位**〇：頭部，眉毛外端の陥凹部（瞳子髎の直上）．
  - ●：眉毛外端の陥凹部に取る．

  > 取穴部位の相違はない．

- **字　義**：糸(絲)竹は細い竹葉で，眉を指す．空は窪み．眉の外端の窪みにある穴の意．
- **穴　性**：散風止痛，清頭明目．
- **解　剖**：眼輪筋，眼神経（三叉神経第1枝）（知）．

臨床のヒント
めまい，目の充血，目の痛み，頭痛など．

13. 足少陽胆経
Gallbladder Meridian (GB)

流注　外眼角（瞳子髎）に起こり，上がって側頭部に至り，耳の後に下り，頸をめぐったのち，肩に上がる．大椎で左右が交わり，肩をめぐったのち欠盆に入る．その支なるものは耳後より耳中に入り，耳前に出て目じりに至る．その支なるものは外眼角より別れて大迎に下り，頬に上がり，手少陽三焦経に合し，下って下顎角へ行き，ついで欠盆で先のものと合する．欠盆から胸中に下り，横膈膜を貫いて肝をまとい胆に属する．その直なるものは肩から側胸部，季肋部をめぐり，別支は胆に属したのち脇をめぐり，鼠径部の気衝に入り，ともに股関節のあたりに入り合する．股関節のあたりから大腿および下腿の外側を下り，足の第4指の末端に終わる．その支なるものは足背から分かれて母指に行き，足厥陰肝経に連なる．

主要病証

- 足少陽胆経の証候：頭痛，額痛，目眩，目の外眥の痛み，欠盆の腫痛，腋窩部の腫痛，胸脇部・大腿部・下肢外側の痛み．
- 胆の証候：口苦，黄疸，溜息，脇肋痛，怒りっぽい，驚悸，びくびく恐れる，不眠，瘧疾．

GB

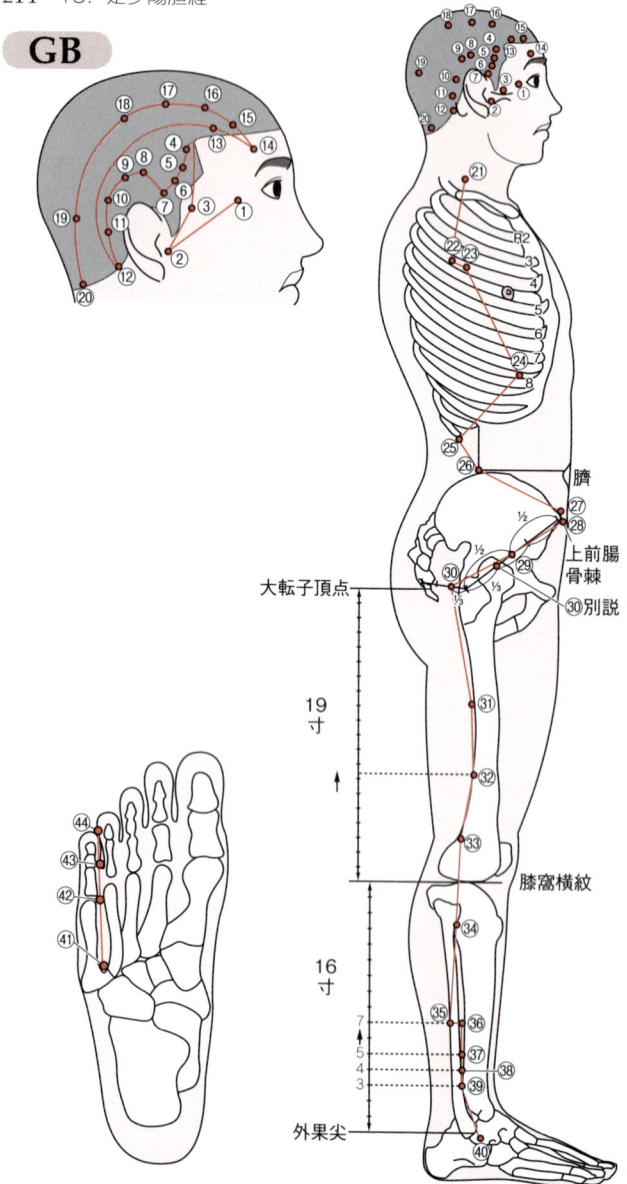

13. 足少陽胆経

大転子頂点

19寸

膝窩横紋

16寸

7
5
4
3

外果尖

臍
上前腸骨棘
㉚別説

1 瞳子髎 どうしりょう：GB1

- **部位** ○：頭部，外眼角の外方0.5寸の陥凹部．
  - ●：外眼角の外5分に取る．

> 取穴部位の相違はない．

- **字　義**：瞳子はひとみ，髎は骨の窪み．眼窩の縁にある穴の意．
- **穴　性**：疏散風熱，明目止痛．
- **解　剖**：眼輪筋，上顎神経（三叉神経第2枝）（知）．

臨床のヒント

　眼科疾患，頭痛など．目の周囲は眼科疾患に，鼻の周囲は鼻疾患にと，局所取穴としての配穴が可能である．特に反応をよく確認し，反応に応じた手技が必要である．眼窩の骨の外側面上の圧痛が見られやすい．

2 聴会 ちょうえ：GB2

- **部位** ○：顔面部，珠間切痕と下顎骨関節突起の間，陥凹部（口を開くと，珠間切痕前方にできる陥凹部）．
  - ●：耳珠の前下方で口を開けば陥凹のできるところに取る．浅側頭動脈拍動部に取る．

> 取穴部位の相違はない．

- **字　義**：聴は聞くで，耳孔を表す．会はあつまる．耳孔の前にあり，耳の気の集まる穴の意，耳疾患に効ある穴．
- **穴　性**：疏経活絡，**開竅益聡**．
- **解　剖**：下顎神経（三叉神経第3枝）（知）．

臨床のヒント

　耳疾患．耳の機能には，三焦経（耳門），小腸経（聴宮），胆経（聴会）が関連する．これらの3経はいずれも耳中に入る流注を示すことから，いずれの経絡が耳の疾患と関連するかを明らかにした上で，反応の顕著な経穴を局所的な治穴として使うことができる．耳門に準ずる．

3 上関 じょうかん（客主人 きゃくしゅじん）：GB3

- **部位**○：頭部，頬骨弓中点上縁の陥凹部（頬骨弓上縁の陥凹部，下関の直上）．
  - ●：頬骨弓中央の上際に取る．

> 取穴部位の相違はない．名称が客主人から上関へと変更になった．

- **字 義**：下関の上にあるので上関．
- **穴 性**：清熱散風，開竅牙関．
- **解 剖**：側頭筋，下顎神経（三叉神経第3枝）（知）．

臨床のヒント

　耳疾患，歯痛など．顎関節痛の局所治療穴として頻用される．本穴の後方は顎関節部に相当することから，局所的治療穴として，下関とともに使用頻度が高い．一方，顎関節痛は足陽明経筋，手陽明経筋，手太陽経筋，足少陽経筋病として生じることが多い．局所の圧痛点に刺鍼しなくても異常経筋の末梢の滎穴や兪穴の圧痛点に対して皮内鍼を0.5mm程度刺鍼するだけで開口時痛が軽減もしくは消失することから，経絡現象を使う方法も興味深い．

4 頷厭 がんえん：GB4

- **部位**○：頭部，頭維と曲鬢を結ぶ（側頭の髪際に沿った）曲線上，頭維から1/4．
  - ●：頭維穴と懸顱穴を結ぶ線上で，頭維穴の下1寸に取る．

> 「頭維穴と懸顱穴を結ぶ線上で，頭維穴の下1寸」から「頭維と曲鬢を結ぶ曲線（側頭の髪際に平行）上で，頭維から1/4」へと変更されたことから，わずかに後上方へ移動した．額角髪際から後方（上）へ5分入ったところに頭維をとり，ついで耳尖から前に引いた水平線がもみあげ後縁の垂線と交わるところに曲鬢をとり，両者を曲線で結ぶ線上の上1/4にとる．

- **字 義**：頷は下顎．厭はあわせる．頭維の下で，下顎を合わせるときに咬筋の動くところの意．
- **穴 性**：清熱散風，止痛．

解　剖：側頭頭頂筋，側頭筋，下顎神経（三叉神経第3枝）（知）．

臨床のヒント

　頭痛，めまい，歯痛など．偏頭痛の際には本穴から和髎付近まで圧痛が顕著に出ることが多い．しかし，胆経の熱を取るために，陽陵泉から下の穴を刺激する方が，効果はマイルドかもしれないが，失敗の少ない方法と考えられる．

5　懸顱　けんろ：GB5

部位○：頭部，頭維と曲鬢を結ぶ（側頭の髪際に沿った）曲線上の中点．

　　　　●：頭維穴と懸釐穴を結ぶ線上で，頭維穴の下2寸，こめかみのほぼ中央に取る．

> 頷厭に準じて後上方へ移動した．額角髪際から後方（上方）へ5分入ったところに頭維をとり，ついで耳尖から前に引いた水平線がもみあげ後縁の垂線と交わるところに曲鬢をとり，両者を曲線で結ぶ線上の中央にとる．

字　義：懸はつりさがる．顱はどくろ，頭蓋骨を指す．頭維の下に釣り下がるところの意．

穴　性：清熱散風，止痛．

解　剖：側頭頭頂筋，側頭筋，下顎神経（三叉神経第3枝）（知）．

臨床のヒント

　偏頭痛など．本穴付近に指をおいて米を噛む動作をするとピクピク動くことから「こめかみ」と呼称される．偏頭痛などの際にこめかみにある本穴が痛むことが多い．痛い盛りではあまり使わないほうがよく，不用意に使用するとかえって痛みを増悪する可能性がある．むしろ，胆経と胃経の異常による場合が多く，膝から下の経穴を使って熱を漏らすようにすると良いようである．

6　懸釐　けんり：GB6

部位○：頭部，頭維と曲鬢を結ぶ（側頭の髪際に沿った）曲線上，

頭維から3/4.
- ●：頭維穴の下3寸で，側頭下髪際と前兌髪際との接点に取る．

> 頷厭に準じて後上方へ移動した．額角髪際から後方（上）へ5分入ったところに頭維をとり，ついで耳尖から前に引いた水平線がもみあげ後縁の垂線と交わるところに曲鬢をとり，両者を曲線で結ぶ線上の下1/4にとる．

| 字　義：鬠は，治める，改める．頭維の下に釣り下がり，髪際の折れ曲がるところにある穴の意．
| 穴　性：清熱散風，止痛．
| 解　剖：側頭頭頂筋，側頭筋，下顎神経（三叉神経第3枝）（知）．

臨床のヒント

偏頭痛など．頷厭，懸顱に準ずる．

偏頭痛などの際に，側頭部の経穴に圧痛が出やすいが，強刺激を与えると，かえって悪化を招くおそれがあり，末梢の手足に誘導する方が失敗がはるかに少ない．

7　曲鬢　きょくびん：GB7

| 部位○：頭部，もみあげ後縁の垂線と耳尖の水平線の交点．
  - ●：角孫穴と和髎穴の中間に取る．

> 「角孫穴と和髎穴の中間」から「もみあげ後縁の垂線と耳尖の水平線の交点」へと変更されたことから，わずかに上方へ移動した．

| 字　義：鬢の前で，ここより折れ曲がり上行する穴の意．
| 穴　性：去頭風，利口頬．
| 解　剖：側頭頭頂筋，側頭筋，下顎神経（三叉神経第3枝）（知）．

臨床のヒント

偏頭痛，歯痛，目の充血など．

8　率谷　そっこく：GB8

| 部位○：頭部，耳尖の直上，髪際の上方1.5寸（角孫の上方で，髪

際を入ること1.5寸).
- ●：角孫穴の上1寸5分に取る.

> 取穴部位の相違はない．1.5寸は，眉間と前髪際間3寸を基準とする．

- **字　義**：蟀谷ともいわれ，こおろぎの谷，こめかみ（古女加美；側頭筋のある部）を表す．こめかみの陥凹中にある穴の意.
- **穴　性**：去風熱，利胸膈.
- **解　剖**：側頭頭頂筋，側頭筋，下顎神経（三叉神経第3枝）（知）.

臨床のヒント

頭痛，めまいなど.

9　天衝　てんしょう：GB9

- **部位**〇：頭部，耳介の付け根の後縁の直上，髪際の上方2寸（率谷の後ろ0.5寸）.
- ●：耳後髪際（耳輪の最も後方に突出した部）の上2寸の部から前3分に取る.

> 「耳後髪際（耳輪の最も後方に突出した部）の上2寸の部から前3分」から「耳根の後縁の直上，髪際から上方2寸」へと変更されたことから，わずかに前上方へ移動した．2寸は眉間と前髪際間3寸を基準とする．

- **字　義**：天は神，衝はつく，向かう．脳に通じるところ，百会に向かうところの穴の意.
- **穴　性**：去風，定驚（悸）.
- **解　剖**：側頭頭頂筋，側頭筋　小後頭神経（知）.

臨床のヒント

頭痛.

10　浮白　ふはく：GB10

- **部位**〇：頭部，乳様突起の後上方，天衝と完骨を結ぶ（耳の輪郭に沿った）曲線上，天衝から1/3.
- ●：耳後髪際の上1寸に取る.

> 「耳後髪際の上1寸」から「乳様突起の後上方，天衝と完骨を結ぶ曲線（耳郭の曲線と平行）上で，天衝から1/3」へと変更されたことから，わずかに上方へ移動した．

- **字　義**：浮は上，白は盃で耳を表す．耳の上部にある穴の意．また浮は浮き上がる．白は百に通じ，脈気が百会に通じる穴の意．
- **穴　性**：去風活絡，清頭目．
- **解　剖**：側頭筋，小後頭神経（知）．

臨床のヒント

耳疾患など．

11 頭竅陰 あたまきょういん：GB11

- **部　位**○：頭部，乳様突起の後上方，天衝と完骨を結ぶ（耳の輪郭に沿った）曲線上，天衝から2/3．
  - ●：浮白穴と完骨穴のほぼ中央，乳様突起基底部の後ろ，陥凹部に取る．

> 「浮白穴と完骨穴のほぼ中央，乳様突起基底部の後ろ」から「乳様突起の後上方，天衝と完骨を結ぶ線上で，天衝から2/3」へと変更されたことから，わずかに後上方へ移動した．

- **字　義**：竅はあな，陰はかげ．耳孔の後部にある穴の意．
- **穴　性**：清熱散風，通関開竅．
- **解　剖**：後頭筋，小後頭神経（知）．

臨床のヒント

耳疾患，めまいなど．

12 完骨 かんこつ：GB12

- **部　位**○：前頸部，乳様突起の後下方，陥凹部．
  - ●：乳様突起中央の後方で，髪際を4分入ったところの陥凹部に取る．

13．足少陽胆経　221

「乳様突起中央の後方で，髪際を4分入ったところ」から「乳様突起の後下方の陥凹部」へと変更されたことから，わずかに下方へ移動した．

▍字　義：乳様突起を完骨と呼称していたことによる．
▍穴　性：去風清熱，止痛明目．
▍解　剖：頭板状筋（胸鎖乳突筋），小後頭神経（知）．

🟥 臨床のヒント

　頭痛，頸部痛など．

13　本神　ほんじん：GB13

▍部位〇：頭部，前髪際の上方0.5寸，正中線の外方3寸（神庭と頭維を結ぶ曲線（前髪際に沿った）上で，神庭から2/3）．
　　　●：神庭穴と頭維穴を結ぶ線上で頭維穴の内方1寸5分に取る．

頭維が髪際を5分入ったことから，その分わずかに後方へ移動した．

▍字　義：脳は元神の府，本は根本．したがって，脳を表す．
▍穴　性：疏風清熱，止痛鎮驚．
▍解　剖：前頭筋，眼神経（三叉神経第1枝）（知）．

🟥 臨床のヒント

　頭痛，めまいなど．

14　陽白　ようはく：GB14

▍部位〇：頭部，眉の上方1寸，瞳孔線上．
　　　●：眉毛中央の上1寸に取る．

取穴部位の相違はない．眉間と前髪際間3寸を基準として1寸をとる．

▍字　義：陽は上，白は盃で，眼窩を表し，眼窩の上にある穴の意．
　　　　　また，白は光明で，視界が明らかになる穴の意．
▍穴　性：去風散火，宣気明目．
▍解　剖：前頭筋，眼神経（三叉神経第1枝）（知）．

臨床のヒント

目の異常など．前額部にあることから，内出血を起こさないように注意する必要がある．

15 頭臨泣 あたまりんきゅう：GB15

- **部位**○：頭部，前髪際の上方0.5寸，瞳孔線上（両目を水平に位置した状態で瞳孔の直上，神庭と頭維を結ぶ（前髪際に沿った）曲線上の中央）．
  - ●：瞳孔の直上で，神庭穴と頭維穴を結ぶ線上との交点に取る．
  > 頭維が髪際を5分入ったことから，その分わずかに後方へ移動した．
- **字義**：高見にあって下を臨み，流涙を治す穴の意．
- **穴性**：散風，清熱，明目．
- **解剖**：前頭筋，眼神経（三叉神経第1枝）（知）．

臨床のヒント

目の異常，鼻疾患など．

16 目窓 もくそう：GB16

- **部位**○：頭部，前髪際の上方1.5寸，瞳孔線上（頭臨泣の上方1寸）．
  - ●：頭臨泣穴の後ろ1寸に取る．
  > 頭維が髪際を5分入ったことから，その分わずかに後方へ移動した．
- **字義**：目の窓を明らかにする，眼疾患を治す穴の意．
- **穴性**：散風熱，清頭明目．
- **解剖**：帽状腱膜，眼神経（三叉神経第1枝）（知）．

臨床のヒント

目の異常など．

17 正営 しょうえい：GB17

- **部位**○：頭部，前髪際の上方2.5寸，瞳孔線上（頭臨泣の上方2寸）．

- ●：頭臨泣穴の後ろ2寸，目窓穴の後ろ1寸に取る．

> 頭維が髪際を5分入ったことから，その分わずかに後方へ移動した．

- **字　義**：正営は恐れて落ち着かぬ様，恐ろしく不安な様．精神疾患に効ある穴の意．
- **穴　性**：疏風，活絡，止痛．
- **解　剖**：帽状腱膜，眼神経（三叉神経第1枝）（知）．

臨床のヒント

頭痛，めまいなど．

18　承霊　しょうれい：GB18

- **部位**○：頭部，前髪際の上方4寸，瞳孔線上（正営の後ろ1.5寸，通天に並ぶ）．
- ●：頭臨泣穴の後ろ3寸5分，正営穴の後ろ1寸5分に取る．

> 頭維が髪際を5分入ったことから，その分わずかに後方へ移動した．

- **字　義**：承は受け取る，霊は神，脳を表す．精神疾患を治す穴の意．
- **穴　性**：清熱散風．
- **解　剖**：帽状腱膜，大後頭神経（知）．

臨床のヒント

頭痛，めまい，鼻疾患など．

19　脳空　のうくう：GB19

- **部位**○：頭部，外後頭隆起上縁の高さ，風池の直上（脳戸，玉枕と同じ高さ）．
- ●：頭臨泣穴の後ろ5分，承霊穴の後ろ1寸5分で，脳戸穴の外方2寸に取る．

> 取穴部位の相違はない．

- **字　義**：空は孔，陥凹部．後頭下部の陥凹部にある穴の意．
- **穴　性**：去頭風，通鼻竅．
- **解　剖**：後頭筋，大後頭神経（知）．

臨床のヒント

項・頸部の引きつり，痛み，めまいなど．

20 風池 ふうち：GB20

- **部位**〇：前頸部，後頭骨の下方，胸鎖乳突筋と僧帽筋の起始部の間，陥凹部（風府に並ぶ）．
  - ●：乳様突起下端と瘂門穴との中間で後髪際陥凹部に取る．

「乳様突起下端と瘂門穴との中間」から「風府に並ぶ」ということから，わずかに上方へ移動した．

- **字　義**：風邪の停滞する穴の意．
- **穴　性**：去風解表，清頭明目，利官竅．
- **解　剖**：頭板状筋，頭半棘筋，頸神経（後枝）．

臨床のヒント

中枢疾患，目の異常，鼻疾患，風邪など．非常に応用範囲の広い穴である．肝経と胆経の経別が本穴で交会するために，本穴の異常は肝と胆の異常を知ると同時に治療穴としても使用できるとしている．また，本穴から対側の目の奥に向かって刺鍼すると得気が得やすく，目の疾患に効ありとされている．左右に刺鍼するときは，外風に，左右を透刺するときは内風に効ありともいわれる．

21 肩井 けんせい：GB21

- **部位**〇：後頸部，第7頸椎棘突起と肩峰外縁を結ぶ線上の中点．
  - ●：肩髃穴と大椎穴を結ぶ線のほぼ中間で乳頭線上に取る．

取穴部位の相違はない．

- **字　義**：鎖骨上窩部で井戸のようになった部にある穴の意．
- **穴　性**：理気降痰，疏経活絡．
- **解　剖**：僧帽筋，鎖骨上神経（知）．

臨床のヒント

肩背痛，中風，肩こりなど．

不眠やストレスで胆経の異常を起こすと本穴付近のこりを訴えることがある．このときは，本穴から風池穴付近までの胆経上にこりや緊張，圧痛を訴えることがある．下腿部から先の胆経上の経穴を使うと緊張や痛みを取りやすいが，安静時痛や自覚的な痛みを伴う場合は，局所的な圧痛点に反応の深さまで刺鍼すると直後から緩解することが多い．ただし，こりや硬結等の局所的なツボの反応を貫通して深く刺しすぎると，症状が取れないばかりか，かえって痛みが増悪する場合があることから，慎重に刺鍼する必要がある．また，深刺は気胸の危険性があることから，厳に慎むべきである．

22 淵腋 えんえき：GB22

- **部位**○：側胸部，第4肋間，中腋窩線上．
  - ●：腋窩中央の下方3寸中腋窩線上の肋間に取る．

  取穴部位の相違はない．

- **字　義**：淵はふち，窪み．腋は液に通じる．腋窩部のふちにある穴の意．
- **穴　性**：理気活血．
- **解　剖**：前鋸筋，肋間神経．

臨床のヒント
　胸満，胸痛など．

23 輒筋 ちょうきん：GB23

- **部位**○：側胸部，第4肋間，中腋窩線の前方1寸．
  - ●：淵腋穴より乳頭へ向かい1寸に取る．

  取穴部位の相違はない．

- **字　義**：輒は馬車，牛車の車両の両側の板．脇側部にあり，筋脈を治す穴の意．
- **穴　性**：理気活血，平喘降逆．
- **解　剖**：前鋸筋，肋間神経．

注意しなればならない.

28 維道 いどう：GB28

部位〇：下腹部，上前腸骨棘の内下方0.5寸（五枢の内下方0.5寸）.
　　　●：五枢穴の内下方5分に取る.

> 取穴部位の相違はない.

字　義：維はつなぐ，連接する．帯脈と胆経を連接する穴の意.
穴　性：調衝任，理下焦.
解　剖：外腹斜筋，内腹斜筋，肋間神経（知）.

臨床のヒント

下腹部痛，帯下，月経異常など.

29 居髎 きょりょう：GB29

部位〇：臀部，上前腸骨棘と大転子の頂点の中点.
　　　●：維道穴から環跳穴に向かい下3寸に取る.

> 「維道穴から環跳（大転子の頂点から上前腸骨棘に向かい1/3）に向かい下3寸」から「上前腸骨棘と大腿骨大転子を結ぶ線上の中点」に変更されたことから，後下方へ移動した.

字　義：居はかがむに通じ，膝を屈してかがむときに骨の陥凹する部にある穴の意.
穴　性：疏経活絡，強健腰腿.
解　剖：中殿筋，大腿筋膜張筋，上殿神経，腸骨下腹神経（知）.

臨床のヒント

腰下肢痛など．股関節痛でしばしば圧痛が見られる．足少陽経筋病で生じることが多く，本穴への刺激でもよいが，足指の侠渓，足臨泣等への刺激でも鎮痛効果を期待することができる.

30 環跳 かんちょう：GB30

- **部位**○：臀部．大腿骨の大転子の頂点と仙骨裂孔を結ぶ線上で，大転子の外方1/3と仙骨裂孔の内方2/3の交点（側臥し，股関節と膝を屈曲し取穴する）．
  別説―大腿部．大転子の頂点から上前腸骨棘に向かい1/3．
- ●：側臥して股関節を深く屈し股関節横紋の外端，大転子の前上方陥凹部に取る．

> 部位は中国環跳の取穴部位である．

- **字 義**：環は，たまき，和，めぐる．跳はとぶ，つまずく，おどる．飛ぶときに膝を深く曲げると輪のようにできる横紋の外端にある穴の意．
- **穴 性**：去風湿，強腰腿．
- **解 剖**：中殿筋，別説は大腿筋膜張筋．

臨床のヒント

　腰下肢痛，股関節痛など．坐骨神経痛にも用いられる．股関節部深部で安静時痛や自発痛等がある場合には，本穴から深刺して響（ひびき）と疼痛の自覚部位が一致するかどうか確認して，一致すれば症状が大きく減少することがある．動作時痛のみの場合は経筋病であり，局所への強刺激はお勧めしない．

31 風市 ふうし：GB31

- **部位**○：大腿部外側．直立して腕を下垂し，手掌を大腿部につけたとき，中指の先端があたる腸脛靱帯の後方陥凹部（やや膝を屈し，大腿をやや内旋すると，腸脛靱帯が現れる）．

> 奇穴から採用された穴である．

- **字 義**：風気の集まる穴．風邪による病を主治する穴の意．
- **穴 性**：去風湿，疏経絡．
- **解 剖**：腸脛靱帯，外側大腿皮神経．

臨床のヒント

脚気，風痺，腰膝酸軟など．ランナー膝（ランナーズニー）など，長距離走の選手がしばしば訴える大腿〜膝外側の痛みのうち，腸脛靱帯の炎症の局所治療ポイントの1つである．

32 中瀆 ちゅうとく：GB32

- **部位**〇：大腿部外側．腸脛靱帯の後方で，膝窩横紋の上方7寸．
  - ●：大腿骨外側上顆の上5寸で，腸脛靱帯と大腿二頭筋の間に取る．

> 「大腿骨外側上顆の上5寸で，腸脛靱帯と大腿二頭筋の間」から「膝窩横紋の上方7寸，腸脛靱帯の後縁」へと変更されたことから，わずかに前方へ移動した．

- **字 義**：瀆は狭い水道．大腿筋膜張筋後縁の細いスジの部にある穴の意．
- **穴 性**：疏経絡，去風湿．
- **解 剖**：腸脛靱帯，外側大腿皮神経．

臨床のヒント

下肢麻痺，半身不随など．ランナー膝など，腸脛靱帯の緊張が起こるときに用いることができる．

33 膝陽関 ひざようかん：GB33

- **部位**〇：膝外側．大腿二頭筋腱と腸脛靱帯の間の陥凹部，大腿骨外側上顆の後上縁．
  - ●：陽陵泉穴の上3寸で，大腿骨外側上顆の上際で，腸脛靱帯と大腿二頭筋腱の間に取る．

> 取穴部位の相違はない．足陽関から膝陽関となった．

- **字 義**：陽は外側，関は関節．膝関節外側にある穴の意．
- **穴 性**：疏筋脈，利関節．
- **解 剖**：腸脛靱帯，大腿二頭筋腱，大腿骨外側上顆，外側大腿皮

神経.

> 臨床のヒント

　膝関節痛など．下腿部から冷えるといった冷え症に対して，本穴に施灸すると効果的な場合がある．ランナー膝で，大腿骨外側上顆は，腸脛靱帯が摩擦を起こしやすい部位である．

34 陽陵泉 ようりょうせん：GB34 — 筋会，合土穴

- **部位**○：下腿外側，腓骨頭前下方の陥凹部．
  - ●：膝を立てて腓骨頭の前下際に取る．
  > 取穴部位の相違はない．
- **字　義**：膝外側面の窪みにある穴の意．
- **穴　性**：清肝胆，疏筋絡，利関節．
- **解　剖**：長腓骨筋，浅腓骨神経．

> 臨床のヒント

　半身不随，痺れなど．「筋会」であり，痙攣・こむら返りなどにも使える．本穴から下の経穴は，胆経上の種々の愁訴に対して効あることが多い．

35 陽交 ようこう：GB35

- **部位**○：下腿外側，腓骨の後方，外果尖の上方7寸（外果の頂点と膝窩横紋外側の線上の中点から下方1寸，外丘の後ろ）．
  - ●：外果から陽陵泉穴に向かい上7寸に取る．
  > 陽光と外丘の位置が前後入れかわった．
- **字　義**：陽維脈と交会する穴の意．
- **穴　性**：疏肝胆，通経絡．
- **解　剖**：長腓骨筋，ヒラメ筋．

> 臨床のヒント

　胸肋部の脹満，下肢痛など．胆経の異常をとるのに，有用である．

36 外丘 がいきゅう：GB36─郄穴

部位○：下腿外側，腓骨の前方，外果尖の上方7寸（外果の頂点と膝窩横紋とを結ぶ線上の中点から下方1寸，陽交の前）．
　　●：外果の上7寸，陽交穴の後方で長腓骨筋とヒラメ筋の間に取る．

> 陽光と外丘の位置が前後入れかわった．

字　義：下腿外側の隆起部にある穴の意．
穴　性：清肝解毒，疏経活絡．
解　剖：長腓骨筋．

臨床のヒント

側頸部のこわばり・痛みなど．陽交，外丘ともに胆経の異常の際に硬結・圧痛等の反応の顕著に現れる部位である．

37 光明 こうめい：GB37─絡穴

部位○：下腿外側．腓骨の前方，外果尖の上方5寸．
　　●：外果から陽陵泉穴に向かい上5寸に取る．

> 取穴部位の相違はない．

字　義：眼疾患に効ある穴の意．
穴　性：通絡明目，活絡明目．
解　剖：長腓骨筋．

臨床のヒント

眼科疾患，膝痛など．本穴に刺鍼することによって，網膜の血流を有意に増加させるとする研究が行われている．肝胆の異常による目の愁訴に対して効果が期待される．

38 陽輔 ようほ：GB38─経火穴

部位○：下腿外側．腓骨の前方，外果尖の上方4寸．
　　●：外果の上4寸の部より前3分に取る．

取穴部位の相違はない．

- **字　義**：輔は腓骨のことを指す．腓骨外側にある穴の意．
- **穴　性**：清肝胆，疏経絡．
- **解　剖**：短腓骨筋，浅腓骨神経（知）．

臨床のヒント

　半身不随，下肢外側痛，偏頭痛など．胆経の異常の際，硬結・圧痛等の反応の現れやすい部位である．ストレス，アルコールの多飲等で胆経の異常をきたしやすいが，陽陵泉から懸鍾まで，緊張・圧痛が出現しやすい．

39 懸鍾（鐘）けんしょう：GB39 ― 髄会（絶骨）

- **部位○**：下腿外側，腓骨の前方，外果尖の上方3寸．
- **　●**：外果から陽陵泉穴に向かい上3寸に取る．

取穴部位の相違はない．

- **字　義**：踊り子が鐘の形をした鈴をつり下げる場所の意．また，長短腓骨筋の間で骨が消える部の意から絶骨ともよぶ．
- **穴　性**：去風湿，利筋骨，降気逆．
- **解　剖**：短腓骨筋，浅腓骨神経（知）．

臨床のヒント

　半身不随，側頸部のこわばり・痛みなど．

40 丘墟 きゅうきょ：GB40 ― 原穴

- **部位○**：足関節前外側．長指伸筋腱外側の陥凹部，外果尖の前下方（抵抗に抗して足の第2-5指を伸展させると，長指伸筋腱が現れる）．
- **　●**：外果の前下方，足部を外転背屈し，最も陥凹するところに取る．

取穴部位の相違はない．

| 字　義：どちらも丘の意があり，外果を指し，その部にある穴の意.
| 穴　性：清胆熱，利関節.
| 解　剖：下伸筋支帯，長指伸筋，浅腓骨神経（知）.

臨床のヒント

　側頸部痛，季肋部痛，目の充血など．胆経の経脈病証に対して有効である．胆経の異常があると足関節の内反捻挫をきたしやすい．しょっちゅう捻挫をするというのは，背景に胆経の異常のある場合が多く，炎症が治まっても後々まで本穴付近の動作時痛を訴えることが多い．これも胆経の異常がいまだに調整されていないことを示す所見といえる．侠渓や臨泣等の圧痛点に皮内鍼等を施術すると簡単にとることができる．痛いからといって本穴に刺鍼するより有効であることが多い．

41 足臨泣　あしりんきゅう：GB41
　　―兪木穴，帯脈の代表穴

| 部位○：足背，第4・第5中足骨底接合部の遠位，第5指の長指伸
　　　　筋腱外側の陥凹部.
　　　●：第4・5中足骨底間の前，陥凹部に取る.

> 取穴部位の相違はない.

| 字　義：頭臨泣と通じる穴の意.
| 穴　性：清頭明目，利胸脇.
| 解　剖：第4背側骨間筋，浅腓骨神経（知）.

臨床のヒント

　耳鳴，季肋部痛，側頭痛など．応用範囲の広い穴である．胆経上の重だるさ（湿）があるときには，本穴に刺鍼することによって利湿を図ることができる．また，胆経上の経筋病に対しても即効性がある．

42　地五会　ちごえ：GB42

部位　○：足背，第4・第5中足骨間，第4中足指節関節近位の陥凹部.
　　　　●：第4中足指節関節の後，外側陥凹部に取る.

> わずかに外側に移動していると思われるが，取穴部位の相違はないとされている.

字　義：足の五指の主治穴の意.
穴　性：清肝胆，疏筋絡.
解　剖：第4背側骨間筋，浅腓骨神経（知）.

臨床のヒント

　耳鳴，季肋部痛，側頭痛など．本穴は滎穴や兪穴ではないけれども，胆経上の経筋病に対して，侠渓穴とともに有効な経穴である．また，中足骨間はそれぞれの所属経脈の気血の状態をよく反映しており，胃経の気血の停滞があると第2・3・4中足骨間が緊張，硬結，膨隆等の種々の反応を起こして顕著な圧痛が観察されるようになる．非常に興味深い所見といえるが，治効作用も期待することができる．患者さん自らが指圧やマッサージをすることによって，セルフケアの一助とすることもできる場所である.

43　侠渓（谿）　きょうけい：GB43 — 滎水穴

部位　○：足背，第4・第5指間，みずかきの近位，赤白肉際.
　　　　●：第4中足指節関節の前，外側陥凹部に取る.

> わずかに外側に移動していると思われるが，取穴部位の相違はないとされている.

字　義：第4・第5指間の狭い溝の意.
穴　性：清頭明目，利胸脇，消腫止痛.
解　剖：第4背側骨間筋，浅腓骨神経（知）.

臨床のヒント

　耳鳴，季肋部痛，下肢外側痛，側頭部痛など．胆経の経筋病に対しては非常に有効な経穴である．また，口苦は胆の熱によって起こ

14. 足厥陰肝経

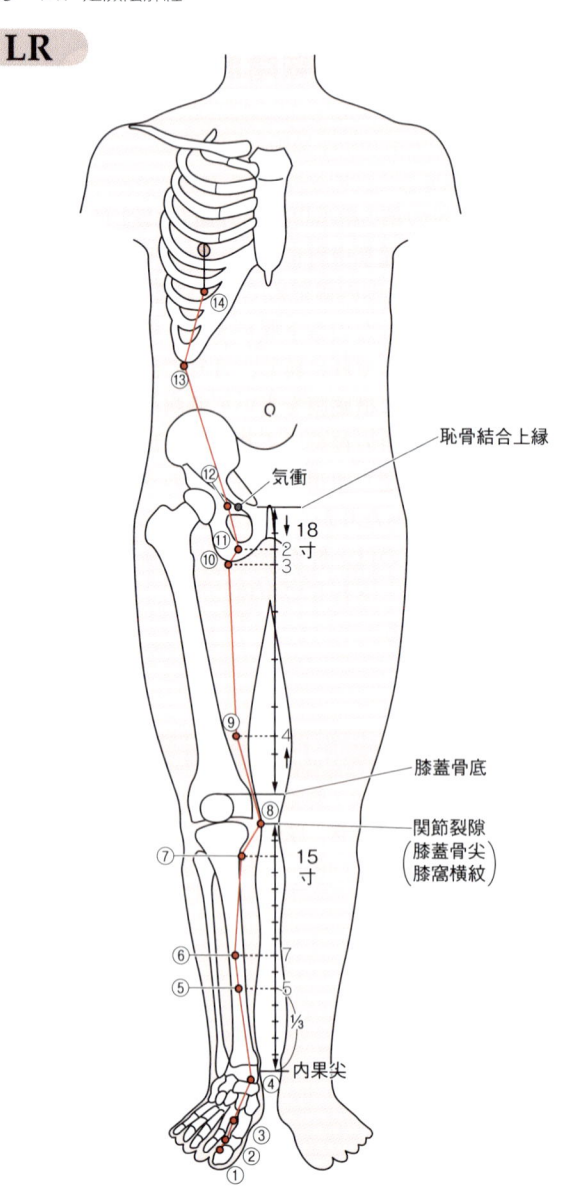

LR

- 恥骨結合上縁
- 気衝
- 18寸
- 2寸
- 3
- 4
- 膝蓋骨底
- 関節裂隙
  (膝蓋骨尖)
  (膝窩横紋)
- 15寸
- 7
- 5
- 1/3
- 内果尖

1 大敦 だいとん：LR1―井木穴

部位○：足の第1指，末節骨外側，爪甲角の近位外方0.1寸（指寸），
　　　爪甲外側の垂直線と爪甲基底部の水平線との交点．
　　●：足の第1指外側爪甲根部爪甲の角を去ること1分に取る．
> 取穴部位の相違はない．

字　義：大は大きい，太い，甚しい，大事な．敦は厚い．大きく
　　　厚いということから，足の母指を表す．
穴　性：泄熱解痙，理気調血，通経活絡．
解　剖：深腓骨神経（知）．

臨床のヒント

　少腹痛，月経異常，排尿困難，遺尿など．母趾末節背面の毫毛の
はえた所に取穴するのも効果的な場合が多い．

2 行間 こうかん：LR2―榮火穴

部位○：足背，第1・第2指間，みずかきの近位，赤白肉際．
　　●：第1中足指節関節の前，外側陥凹部に取る．
> わずかに外側に移動していると思われるが，取穴部位の相違はないとされている．

字　義：行はゆく，歩く，進む，去る，逃げる．間は隙間，間．
　　　第1指と2指の間を進んだところにある穴の意．
穴　性：瀉肝火，疏気滞，清熱鎮驚．
解　剖：深腓骨神経（知）．

臨床のヒント

　月経異常，遺尿，排尿障害，頭痛，めまい，不眠，イライラなど．
陥入爪の痛みに用いて良い．イライラ，易怒などにより肝気が上逆
すると種々の不定愁訴を呈しやすく，自律神経失調症と診断されや
すい．特に顔面紅潮，目の充血，頭痛，不眠等を訴える場合には，
本穴への刺激（瀉法）が効果的である．

　肝経に熱があるとき，本穴付近が他の経脈の穴に比して高温に

なっていることが多い．したがって，足指の温度に注意して触診すると足の1・2指間が高温になっていることを確認することができる．また，胃経の熱があるときには足の第2・3・4指が高温になっていることが多い．このような場合には，滎穴を用いればよいことを示唆する所見である．

3 太衝 たいしょう：LR3―兪土穴，原穴

- **部位**○：足背，第1・第2中足骨間，中足骨底接合部遠位の陥凹部，足背動脈拍動部（第1・第2中足骨間を中足骨底に向かって擦上したときの陥凹部）．
  - ●：足背にあり，第1・第2中足骨底間の前，陥凹部に取る．

  取穴部位の相違はない．

- **字　義**：太は太い，重要．衝は向かう，あたる，つく，でる，要．重要な脈部にある穴の意．
- **穴　性**：平肝鎮驚，泄熱理血，清頭目，理下焦．疏肝理気．
- **解　剖**：第1背側骨間筋，深腓骨神経（知）．

臨床のヒント

頭痛，めまい，月経異常，排尿異常，季肋部痛，嘔気，目の充血など．生理痛でも気滞血瘀型で疼痛が強いケースでは，生理前1週間くらいから月経前緊張症を伴いやすく，本穴や合谷，臨丘の表面の緊張・圧痛が観察されやすい．浅く切皮して瀉法を行うと症状が緩解しやすい．また，瘀血が強い場合には，本穴の深部にゴリゴリした腫塊を触れやすく，それに刺鍼して瀉法を施すと生理痛も取りやすい．また，瘀血を改善するのによい．三陰交も同様に使用すると良いが，あまり出血が多い場合には，2〜3日後に補気しなければ血虚になる危険性がある．閉経後あるいは貧血傾向（血虚）の女性では，本穴が軟弱・陥凹する場合が多く，浅く補法の手技を施す必要がある．

4 中封 ちゅうほう：LR4 ─ 経金穴

- **部位**〇：足関節前内側，前脛骨筋腱の内側の陥凹部，内果尖の前方（商丘と解渓の中央）．
  - ●：内果の前1寸，前脛骨筋腱の内側下際の陥凹部に取る．
  > 取穴部位の相違はない．
- **字　義**：中はなか，真ん中，心，中心．封は領地，境，大きい．足根部と下腿を隔てる場所，長母指伸筋と前脛骨筋腱の間にある穴の意．
- **穴　性**：清肝胆，理下焦．
- **解　剖**：前脛骨筋腱，伏在神経（知）．

> 臨床のヒント

　陰茎痛，小便不利，胸腹脹満，腰痛など．脾経の商丘穴と位置が近接する．したがって，本穴を使って肝経と脾経と両方を調整することもできる．

5 蠡溝 れいこう：LR5 ─ 絡穴

- **部位**〇：下腿前内側，脛骨内側面の中央，内果尖の上方5寸（膝蓋骨尖と内果尖を結ぶ線上で，内果尖から1/3，脛骨内側面の中央に取る．築賓と同じ高さ）．
  - ●：内果の上5寸，脛骨内側面上の陥凹部に取る．
  > 取穴部位の相違はない．
- **字　義**：蠡はむしばむ，木喰い虫．溝は溝，下水道．脛骨前面で虫に喰われたように溝になった部にある穴の意．また陰部掻痒に効ある穴で，掻痒が虫が這うような感じであることからきた穴．
- **穴　性**：疏肝理気，調経活絡，滋養肝血．
- **解　剖**：脛骨内側面上，伏在神経（知）．

> 臨床のヒント

　月経不調，陰部掻痒，帯下，睾丸腫痛など．脛骨内側面上に縦に

細長い割れ目が触知されることがあり，それを目安に取る．陰部掻痒感を訴える場合に本穴の左右に半米粒大の艾を立て，灸の熱感を観察してもらうように指示して順番に点火する．もしも片側で熱感をほとんど自覚しない場合には，熱感の鈍い側だけに灸刺激を追加し，熱感が左右等しくなるまで行う．普通は3～10壮程度の追加で左右等しくなるが，熱感覚が等しくなった時点で掻痒感は消失してしまうことが多い．灸治療の即効的な効果を実感することができる．

6 中都 ちゅうと：LR6―郄穴

- **部 位**○：下腿前内側，脛骨内側面の中央，内果尖の上方7寸（膝蓋骨尖と内果尖を結ぶ線上の中点の下方0.5寸，脛骨内側面中央）．
  - ●：内果の上7寸，脛骨内側面上の陥凹部に取る．

  取穴部位の相違はない．

- **字　義**：下腿内側中央部で気血の集まる穴の意．
- **穴　性**：調経血，理下焦．
- **解　剖**：脛骨内側面上，伏在神経（知）．

臨床のヒント

胸腹脹痛，小腹痛，崩漏など．肝経の郄穴であり，反応の出やすい穴である．

7 膝関 しっかん：LR7

- **部 位**○：下腿脛骨面，脛骨内側顆の下方，陰陵泉の後方1寸．
  - ●：膝を伸展し，曲泉穴の直下で脛骨内側顆の下縁に取る．

  「曲泉穴の直下で脛骨内側顆の下縁」から「脛骨内側顆の下方，陰陵泉の後方1寸」へとわずかに下方へ移動した．

- **字　義**：膝関節部にある穴の意．
- **穴　性**：散風湿，利関節．

| 解　剖：半腱様筋，伏在神経（知）．

臨床のヒント

膝関節痛など．

8　曲泉　きょくせん：LR8—合水穴

| 部　位○：膝内側，半腱様筋腱内側の陥凹部，膝窩横紋の内側端（膝を屈し，膝の内側横紋端の最も明らかに現れる腱の内側の陥凹部）．
　　　●：膝を深く屈曲し，膝窩横紋の内端に取る．

「膝窩横紋の内端」から「膝窩横紋内側端，半腱様筋腱の内縁の陥凹部」へと，従来の陰谷穴へ移動したことになる．

| 字　義：膝を深く曲げ，泉のような窪みにある穴の意．
| 穴　性：清湿熱，理下焦．舒筋活絡．
| 解　剖：半腱様筋腱，半膜様筋腱，伏在神経（知）．

臨床のヒント

　月経不調，帯下，遺精，ED（勃起不全），小便不利，めまい，膝痛など．経絡治療では，非常に使用頻度の高い経穴である．腱と腱の間にあり，すぐ下には脛骨内側顆がある．深刺する場所ではなく，なるべく浅刺して気の去来を確認することが大切である．

9　陰包　いんぽう：LR9

| 部　位○：大腿部内側，薄筋と縫工筋の間，膝蓋骨底の上方4寸（縫工筋の後方）．
　　　●：曲泉穴と足五里穴を結ぶ線上で，大腿骨内側上顆の上4寸，縫工筋と薄筋の間に取る．

取穴部位の相違はない．

| 字　義：陰部を包む，外生殖器の外側にある穴の意，子宮に脈気の通じる穴の意．
| 穴　性：調経血，理下焦．

解　剖：縫工筋，薄筋，閉鎖神経（知）．

臨床のヒント

月経不調，小便不利など．

10 足五里　あしごり：LR10

部　位○：大腿部内側，気衝の下方3寸，動脈拍動部．
　　　　●：大腿内側にあり，気衝穴の外下方3寸，大腿動脈拍動部に取る．

取穴部位の相違はない．

字　義：五番目に反応のある穴，手五里に対応する穴の意．
穴　性：清湿熱，利下焦．
解　剖：恥骨筋，長内転筋，閉鎖神経（知）．

臨床のヒント

　小腹痛，小便不利，睾丸腫痛，四肢倦怠など．本穴および陰廉の下には，大腿動静脈が走行している．下肢静脈炎では，圧痛の出現しやすい穴である．しかし，セクハラ等に注意する必要がある．

11 陰廉　いんれん：LR11

部　位○：大腿部内側，気衝の下方2寸（長内転筋の外方）．
　　　　●：大腿内側にあり，気衝穴の外下方2寸，大腿動脈拍動部に取る．

取穴部位の相違はない．

字　義：廉はかたわら，かど．外生殖器の傍らにある穴の意．
穴　性：調経血，理下焦．
解　剖：恥骨筋，陰部大腿神経（知）．

臨床のヒント

月経不調，帯下，少腹痛，下肢の引きつりなど．

12 急脈 きゅうみゃく：LR12

部位○：鼠径部，恥骨結合上縁と同じ高さ，前正中線の外方2.5寸．

> 奇穴から正穴に組み込まれた穴である．

字　義：動脈の拍動を明確に触れる穴の意．
穴　性：疏肝理気，止痛．
解　剖：外腹斜筋，内腹斜筋，L1デルマトーム．

臨床のヒント

　少腹痛，小腹痛，陰部の引きつりなど．セクハラ等の問題があり，注意すべきである．

13 章門 しょうもん：LR13─脾の募穴，八会穴の蔵会

部位○：側腹部，第11肋骨端下縁（側臥して肩関節を屈曲して定める．第11肋骨端は肋骨弓下縁の下方に触知）．
　　●：第11肋骨前端下際に取る．

> 取穴部位の相違はない．

字　義：章はくぎり，段落，一節，明らか．気血の出入りする門戸の意．
穴　性：疏肝健脾，活血利湿，活血化瘀．
解　剖：外腹斜筋，内腹斜筋，肋間神経（知）．

臨床のヒント

　腹部脹痛，腸鳴，下痢，嘔吐，精神倦怠など．募穴であることから脾の異常に対して効果が期待される．非常に圧痛の出やすい穴である．飲食の不摂生等から脾の異常を示唆するものと思われる．

14 期門 きもん：LR14─肝の募穴

部位○：前胸部，第6肋間，前正中線の外方4寸（乳頭中央の下方，不容の外方2寸．女性は鎖骨中線と第6肋間の交点）．
　　●：第9肋軟骨付着部下際に取る．

> 「第9肋軟骨付着部下際」から「第6肋間，前正中線の外方4寸」へと上方へ移動した．

- **字　義**：肝経の最後の穴で，気血の出入りする門戸の意．
- **穴　性**：疏肝調脾，理気活血，活血化瘀．
- **解　剖**：外腹斜筋，内腹斜筋，肋間神経（知）．

臨床のヒント

　胸肋部脹満・痛，嘔吐，呑酸，喘息，奔豚など．募穴であることから肝の異常に対して効果が期待される．第9肋軟骨付着部に反応が出る場合と，第6肋間に出る場合と，種々あり，反応の所在をよく確認する必要があるが，第6肋間のほうにより出やすいようである．気滞を取るためには，本穴に対して横刺が望ましい．

参考文献

1) 何玲, 陳思平, 王立君：臨床兪穴学. 人民軍医出版, 2003.
2) 刘冠军・主編：中医鍼灸経穴集成. 江西科学技術出版社, 1997.
3) 楊甲三・主編：腧穴学. 上海科学技術出版社, 1984.
4) 王徳深・主編：中国針灸穴位通鑑. 青島出版, 2004.
5) 山西医学院李丁, 天津中医学院・編：鍼灸経穴辞典. 東洋学術出版社, 1986.
6) 竹ノ内診佐夫, 濱添國弘：鍼灸医学. 南山堂, 2003.
7) 高式国：燎原編集部・訳：鍼灸経穴名の解説. 燎原書店, 1988.
8) 李世珍：常用腧穴臨床発揮. 人民衛生出版社, 1985.
9) 東洋療法学校協会・編：経絡経穴概論. 医道の日本社, 2006.
10) 日本理療科教員連盟, 東洋療法学校協会：新版経絡経穴学概論. 医道の日本社, 2009.
11) WHO/WPRO:WHO Standard Acupuncture Point Locations in the Western Pacific Region. 2008.
12) 第二次日本経穴委員会・監訳:WHO/WPRO標準経穴部位. 医道の日本社, 2009.
13) 第二次日本経穴委員会・編：詳解・経穴部位完全ガイド―古典からWHO標準へ. 医歯薬出版, 2009.
14) 天津中医学院・編：鍼灸学(経穴編). 東洋学術出版社, 1997.
15) 北村清一郎・編：鍼灸師・柔道整復師のための局所解剖カラーアトラス. 南江堂, 2001.
16) 豊田勝良・渡仲三：便秘に対する鍼治療方法とその効果についての考察(1), 55(621), 1996.
17) 川嶋和義：「バランステストによる診察法と治療法」, ビデオ, 医道の日本社.

索 引

一般索引

欧文

ED　30, 166, 178
PTSD　151

あ

足厥陰肝経　237
足少陰腎経　175
足少陽胆経　213
足太陰脾経　97
足太陽膀胱経　135
足陽明胃経　67
安神　144

い

イライラ　140, 147, 239
易怒　147, 239
胃潰瘍　149
胃気上逆　36
胃痛　14, 35, 81, 82, 88, 89, 149
胃のもたれ　149
異常感覚性大腿神経痛　87
遺精　30, 84, 166
遺尿　30, 153
咽喉腫痛　121, 122, 178
咽喉の乾燥　179
陰維脈　4
陰蹻脈　5
陰部搔痒　241
陰脈の海　4

う

うつ傾向　140
鬱証　195

え

エントラップメントニューロパチー　126

お

瘀血　163
瘀血証　146
悪心　146
黄疸　147
嘔吐　35, 36, 81, 82, 89, 146, 149, 163, 195

か

下肢外側痛　233, 235
下肢痛　157, 172
下肢の浮腫　158
下肢麻痺　230
下腿痛　168
下腿の転筋　169
下腹部の脹満　84
風邪　47, 55, 143, 224
回外筋症候群　59
外傷後ストレス障害　151
外反母趾　100
咳嗽　17, 18, 43, 44, 76, 143, 144, 160, 161, 188, 189
喀痰　92
顎関節症　71, 94

顎関節痛　216
肩関節痛　62, 126, 127, 207
肩こり　122, 129, 143, 160, 161, 208, 225
肩上肢痛　207, 208
肝鬱気滞　21, 147
肝血虚　147
肝の熱　16
肝脾不和　102
寛胸　145
感冒　18
関節水腫　94
眼科疾患　69, 215, 232
眼瞼痙攣　138
眼精疲労　141, 142, 147
顔面紅潮　239
顔面神経麻痺　71
顔面浮腫　93
顔面部疾患　55, 69
顔面部の腫脹　58
顔面麻痺　70

き

ぎっくり腰　25, 122
危険深度　19
気胸　160
気喘　17, 144, 160, 161, 188, 189
奇経八脈　4
季肋部痛　147, 226, 234, 235, 240
吃逆　146
去痰の穴　92
虚労　90
狭心症　37, 162
胸痛　36, 43, 145, 162, 188, 189, 194
胸部膨満　76
胸満　144
胸悶　145
近視　137, 138

け

げっぷ　36, 80
下痢　13, 33, 83, 89, 90, 99, 100, 108, 148, 150, 152, 245
経絡　1
痙攣　231
頸肩上肢痛　125
頸肩背部痛　129
頸部のこわばり　208
月経異常　103, 104, 105, 180, 227, 228, 240
月経不調　11, 102
肩甲部痛　128
肩上肢痛　207, 208
肩背痛　130, 160, 203, 204, 225
倦怠感　101
腱板炎　63

こ

こむら返り　231
呼吸器疾患　144, 160, 161
股関節前面の痛み　94
股関節痛　86, 229
五十肩　61, 127, 128
五心煩熱　150, 178
口苦　147, 235
後頸部痛　47, 142, 159, 170
後頸部の引きつり　172, 173
後頭部痛　142, 170
高血圧　74
高熱　121
項部のこわばり　123
根結　3

さ

坐骨神経痛　157, 229
逆子　174

し

しゃっくり　80
子宮脱　85
四肢無力　110
歯痛　53, 58, 70, 71, 72
耳疾患　215
耳鳴　72, 133, 150, 178, 201, 202, 203, 209, 211
耳聾　133, 150, 205, 209, 211
痔疾患　21, 169
痔出血　46
色盲　137
失禁　30
湿痰　166
膝関節痛　104, 243
十五絡脈　6
十二経筋　5
十二経の海　4
十二経別　5
十二経脈　3
十二指腸潰瘍　149
十二皮部　6
術後排尿障害　156
小腹痛　242
小便短赤　153
小便難　152
小便不利　30, 32, 102, 103, 104, 150, 158, 178
消化不良　89, 99, 100, 101, 148
掌中の熱感　117
衝脈　4
上肢後外側痛　121, 122, 123
上肢痛　126, 128, 205, 208
上肢のだるさ　128
上肢の疼痛　58
上腹部膨満　80
上腕骨外側上顆炎　58
上腕内側痛　45
上腕二頭筋長頭腱腱鞘炎　49
食欲不振　81, 100, 148
心臓疾患　161
心痛　16, 36, 37, 115, 116, 145, 145, 194
心煩　36, 37, 101, 116, 145, 194, 197
神経因性膀胱　156
腎虚腰痛　84
腎の熱　15
蕁麻疹　62

す

頭項強痛　122
頭重　140
頭痛　21, 47, 73, 140, 142, 170, 172, 173, 217, 240
水腫　102, 103, 150, 180

せ

清肺熱　49
精神倦怠　245
精神不安　36
醒脳開竅法　113
脊柱のこわばり　18, 25
全身疼痛　110
前立腺肥大　30
喘息　74, 76, 188, 189

そ

足関節の内反捻挫　234
足背腫脹　93, 94
側頸部痛　201, 234
側頸部のこわばり　232, 233
側頭部痛　235
孫絡　6

ら

ランナー膝　230
絡脈　6

り

利咽喉　49
流涙　137, 138

ろ

老化　151
六経皮部　6

経穴索引

あ

瘂門	18
足竅陰	236
足五里	244
足三里	89
足通谷	173
足臨泣	234
頭竅陰	220
頭臨泣	222

い

譩譆	162
委中	159
委陽	158
胃倉	165
胃兪	148
意舎	164
維道	228
彧中	188
殷門	157
陰郄	116
陰交	32
陰谷	181
陰市	87
陰都	185
陰包	243
陰陵泉	104
陰廉	244
隠白	99

う

雲門	43

え

会陰	29
会宗	204
会陽	156
翳風	209
液門	201
淵腋	225

お

横骨	182
屋翳	77
温溜	56

か

禾髎	64
華蓋	38
解渓（谿）	92
外関	203
外丘	232
外陵	83
角孫	210
膈関	162
膈兪	146
滑肉門	82
完骨	220
肝兪	147
陥谷	93
間使	194
関元	30
関元兪	152
関衝	201
関門	81
環跳	229
顴髎	132
頷厭	216

き

気海	31
気海兪	151
気穴	182
気戸	76
気舎	75
気衝	85
帰来	85
期門	245
箕門	105
客主人	216
丘墟	233
急脈	245
鳩尾	36
居髎	228
魚際	49
俠渓（谿）	235
俠白	45
胸郷	109
強間	20
頬車	71
曲垣	128
曲骨	29
曲差	138
曲泉	243
曲沢	193
曲池	59
曲鬢	218
極泉	113
玉枕	141
玉堂	38
金門	172
筋縮	14
齦交	25

け

下脘	33
下関	72
下巨虚	91
下髎	156
下廉	57
京骨	172

京門	226	膏肓	161	少衝	117
経渠	48	合谷	54	少沢	121
瘈脈	209	合陽	167	少府	117
迎香	65	腰陽関	11	正営	222
郄門	194	崑崙	170	承泣	69
欠盆	75	魂門	163	承筋	168
血海	104			承光	139
缺盆	75	**さ**		承山	168
厥陰兪	144	三陰交	102	承漿	40
肩外兪	129	三間	54	承扶	157
肩髃	61	三焦兪	150	承満	80
肩井	224	三陽絡	205	承霊	223
肩中兪	130	攢竹	137	消濼	206
肩貞	126	**し**		商丘	101
肩髎	207			商曲	184
建里	34	支溝	204	商陽	53
懸鍾	233	支正	124	章門	245
懸枢	12	四瀆	205	照海	179
懸釐	217	四白	69	衝門	105
懸顱	217	四満	183	衝陽	92
顴髎	132	至陰	174	上脘	35
		至陽	15	上関	216
こ		糸(絲)竹空	212	上巨虚	90
巨闕	35	志室	166	上星	23
巨骨	62	紫宮	38	上髎	154
巨髎	70	二間	53	上廉	57
庫房	76	次髎	155	条口	90
五処	139	耳門	211	食竇	108
五枢	227	膝関	242	心兪	145
後頂	20	日月	226	申脈	171
公孫	101	尺沢	45	身柱	16
孔最	46	臑会	207	神闕	32
交信	180	臑兪	127	神蔵	187
光明	232	周栄	110	神庭	23
行間	239	小海	125	神堂	161
肓門	165	小腸兪	153	神道	16
肓兪	184	少海	114	神封	187
後渓(谿)	122	少商	50	神門	116

経穴索引

顖会	22
人迎	73
腎兪	150

す

頭維	73
水溝	24
水泉	179
水道	84
水突	74
水分	33

せ

青霊	113
清冷淵	206
睛明	137
石関	185
石門	31
脊中	13
璇璣	39
前谷	121
前頂	22

そ

素髎	24
束骨	173
率谷	218

た

兌端	25
太乙	82
太淵	48
太渓(谿)	178
太衝	240
太白	100
帯脈	227
大横	107
大赫	182
大迎	71
大巨	84
大杼	142
大鍾	178
大腸兪	151
大椎	17
大都	99
大敦	239
大包	110
大陵	196
胆兪	147
膻中	37

ち

地機	103
地五会	235
地倉	70
築賓	181
秩辺	167
中脘	34
中極	29
中渚	202
中衝	197
中枢	14
中注	183
中庭	37
中都	242
中瀆	230
中府	43
中封	241
中膂兪	153
中髎	155
肘髎	59
長強	10
輒筋	225
聴会	215
聴宮	132

つ

通天	140
通里	115

て

手五里	60
手三里	58
天渓(谿)	109
天衝	219
天枢	83
天井	206
天泉	193
天宗	127
天窓	130
天池	193
天柱	141
天鼎	63
天突	39
天府	44
天牖	208
天容	131
天髎	208

と

陶道	17
瞳子髎	215
督兪	145
犢鼻	89

な

内関	195
内庭	94

に

乳根	79
乳中	78

ね

然谷	177

の

脳空	223
脳戸	19

は

肺兪	144
白環兪	154
魄戸	160
腹通谷（通穀）	185

ひ

飛揚（陽）	169
脾兪	148
臂臑	60
髀関	86
眉衝	138
膝陽関	230
百会	21

ふ

不容	79
扶突	63
府舎	106
附分	159
跗陽	170
浮郄	158
浮白	219
風市	229
風池	224
風府	19

風門	143
伏兎	87
復溜	180
腹哀	108
腹結	107

へ

秉風	128
偏歴	56

ほ

歩廊	186
胞肓	166
豊隆	91
膀胱兪	153
僕参	171
本神	221

め

命門	12

も

目窓	222

ゆ

兪府	188
幽門	186
湧泉	177

よ

陽渓（谿）	55
陽交	231
陽綱	163
陽谷	123

陽池	203
陽白	221
陽輔	232
陽陵泉	231
腰兪	10
養老	124
臍窓	78

ら

絡却	140

り

梁丘	88
梁門	81

れ

厲兌	95
霊墟	187
霊台	15
霊道	114
蠡溝	241
列欠（缺）	47
廉泉	40

ろ

顱息	210
労宮	196
漏谷	103

わ

和髎	212
腕骨	123

【著者略歴】

篠原　昭二（鍼灸学博士）

1978年	龍谷大学法学部卒業
〃	明治東洋医学院専門学校卒業
1980年	明治鍼灸短期大学助手
1987年	明治鍼灸大学講師
1991年	明治鍼灸大学助教授
2003年	明治鍼灸大学，同・大学院教授
2008年	明治国際医療大学，同・大学院教授
2014年	九州看護福祉大学教授

臨床経穴ポケットガイド 361穴　　　ISBN978-4-263-24247-6

2009年6月10日　第1版第1刷発行
2018年4月20日　第1版第7刷発行

著　者　篠原昭二
発行者　白石泰夫
発行所　医歯薬出版株式会社

〒113-8612　東京都文京区本駒込1-7-10
TEL.(03) 5395-7641(編集)・7616(販売)
FAX.(03) 5395-7624(編集)・8563(販売)
https://www.ishiyaku.co.jp/
郵便振替番号 00190-5-13816

乱丁，落丁の際はお取り替えいたします　　印刷・真興社／製本・愛千製本所
© Ishiyaku Publishers, Inc., 2009. Printed in Japan

本書の複製権・翻訳権・翻案権・上映権・譲渡権・貸与権・公衆送信権(送信可能化権を含む)・口述権は，医歯薬出版(株)が保有します．
本書を無断で複製する行為(コピー，スキャン，デジタルデータ化など)は，「私的使用のための複製」などの著作権法上の限られた例外を除き禁じられています．また私的使用に該当する場合であっても，請負業者等の第三者に依頼し上記の行為を行うことは違法となります．

JCOPY ＜(社)出版者著作権管理機構　委託出版物＞
本書をコピーやスキャン等により複製される場合は，そのつど事前に(社)出版者著作権管理機構(電話03-3513-6969,FAX 03-3513-6979,e-mail:info@jcopy.or.jp)の許諾を得てください．

詳解・経穴部位完全ガイド
古典からWHO標準へ

- ◆編集・執筆／第二次日本経穴委員会
- ◆運営団体／全日本鍼灸学会　日本東洋医学会　東洋療法学校協会
　日本理療科教員連盟　日本鍼灸師会
- ◆B5判　440頁　2色刷　定価（本体6,200円＋税）
　ISBN978-4-263-24245-2

◆本書の主な特徴

- 本書はWHO/WPROによる標準経穴部位決定のすべてがわかる決定版解説書.
- 古典から，日中韓の教科書を対比させて，それぞれの異同を示すとともに，なにを根拠に，どのような検討がなされて，今回の経穴部位が決められたかを詳しく解説.
- 要点が理解しやすいように2色刷りでポイントを明示した,鍼灸臨床家にも必読の成書.

◆本書の目次

Ⅰ.体表医学の象徴としての経路・経穴
Ⅱ.WHO/WPRO標準経穴部位のガイドライン概説
　手の太陰肺経(LU)　手の陽明大腸経(LI)　足の陽明胃経(ST)
　足の太陰脾経(SP)　手の少陰心経(HT)　手の太陽小腸経(SI)
　足の太陽膀胱経(BL)　足の少陰腎経(KI)　手の厥陰心包経(PC)
　手の少陽三焦経(TE)　足の少陽胆経(GB)　足の厥陰肝経(LR)
　督脈(GV)　任脈(CV)

　図版一覧　古典文献と略名一覧　古典解剖用語の解説
　経穴部位標準化の歴史的意義

医歯薬出版株式会社